AF299098

La Méthode

Plasmothérapique

ET

LA PLASMOTHÉRAPIE SANGUINE

(Hémoplase)

Par le Dr Antonin PIOT

Ex-interne des hôpitaux de Mines

LYON
IMP. RÉUNIES

LA MÉTHODE PLASMOTHÉRAPIQUE

ET

LA PLASMOTHÉRAPIE SANGUINE (Hémoplase)

LA MÉTHODE PLASMOTHÉRAPIQUE

ET

LA PLASMOTHÉRAPIE SANGUINE (Hémoplase)

PAR

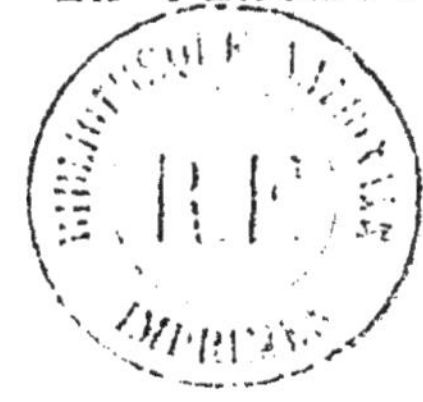

Le Dr A. PIOT

EX-INTERNE DES HÔPITAUX DE NIMES

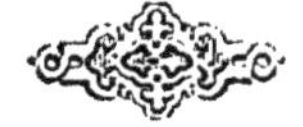

LYON

IMPRIMERIES RÉUNIES

DELAROCHE ET SCHNEIDER

8, RUE RACHAIS, 8

1907

INTRODUCTION

Dans la séance du 10 juillet 1905, M. le professeur Chauveau présentait à l'Académie des sciences la note suivante de MM. Auguste et Louis Lumière, sur la préparation et les propriétés d'extraits protoplasmiques des globules du sang :

« Il n'a été indiqué, jusqu'ici, à notre connaissance, aucun procédé pratique permettant d'obtenir à l'état de pureté des extraits organiques renfermant uniquement le protoplasma des cellules du sang et complètement débarrassés du sérum et des stromas globulaires.

« Dans cet ordre d'idées, M. Nicloux a décrit une méthode d'extraction des substances cytoplasmiques, mais cette méthode, dont le principe est analogue à celui que nous employons depuis plusieurs années pour les tissus animaux, n'a été appliquée par cet auteur qu'au traitement des cellules végétales.

« Pour isoler les substances protoplasmiques des cellules du sang, nous opérons de la façon suivante :

« Le sang, recueilli par saignée, est immédiatement mélangé à un liquide isotonique afin d'éviter le passage dans le sérum des substances actives des globules et de conserver celles-ci intactes.

« Le mélange est fait dans la proportion de un litre

de sang pour 20 litres de liquide, et, à cette dilution, la
coagulation ne peut s'effectuer.

« Ce mélange est soumis à une centrifugation énergique à l'aide d'un centrifugeur spécialement construit
à cet effet, dans lequel la vitesse tangentielle atteint au
moins 100 mètres à la seconde.

« On recueille les globules après décantation du
liquide qui surnage et on les lave plusieurs fois dans la
liqueur isotonique.

« Après avoir ramené la masse au volume primitif du
sang mis en œuvre, par addition d'eau distillée, on la
soumet à plusieurs congélations brusques et successives
suivies de réchauffement à 35°, qui ont pour effet de
briser les enveloppes des éléments cellulaires et de mettre en liberté les substances contenues dans le protoplasma.

« Pour se débarrasser des débris des cellules, on pro-
cède à une nouvelle centrifugation et le liquide décanté
est rendu isotonique par addition de chlorure de
sodium, puis filtré à la bougie et conservé dans des flacons stérilisés.

« Ces opérations s'effectuent, bien entendu, avec toutes
les précautions de l'aseptie la plus rigoureuse. On s'assure, d'ailleurs, qu'aucune faute n'a été commise au
cours des opérations indiquées en portant les flacons à
l'étuve à 40° pendant quarante-huit heures au moins et
en constatant qu'ils conservent leur parfaite limpidité.

« Ainsi préparé, l'extrait auquel nous avons donné
le nom d'hémoplase se présente sous forme d'un liquide
rutilant qui se conserve pendant fort longtemps ; six
mois, et même un an après sa préparation, il n'a donné

ni précipité, ni dépôt, et sa couleur n'a pas subi de changement notable.

« L'hémoplase placée dans le vide perd rapidement
l'oxygène fixé par l'hémoglobine, et prend une teinte
violet noir. Dès qu'elle est agitée à l'air, elle se réoxyde
et redevient rouge.

« Elle possède des propriétés oxydasiques très marquées et qui peuvent être mises en évidence par la teinture de gaïac, les solutions de gaïacol, de paraphény-
lène-diamine, de pyrogallol et d'hydroquinone.

« Nous avons préparé des extraits protoplasmiques
avec du sang de divers animaux et plus spécialement
l'âne et le mouton.

« Ces produits n'ont qu'une toxicité très limitée. Nous
n'avons pu parvenir à tuer un lapin en lui injectant dans
la veine marginale de l'oreille jusqu'à 250 centimètres
cubes d'extrait.

« Les cobayes, lapins, chiens normaux auxquels
l'hémoplase a été administrée soit par voie sous-cutanée, soit en injections intra-veineuses, n'ont présenté
aucun phénomène anormal. C'est à peine si l'on peut
constater, dans quelques cas, une élévation de température de quelques dixièmes de degré, trois ou quatre
heures après les injections. A doses massives et répétées, le produit n'a aucune action sur le rein.

« De nombreux essais cliniques, qui seront ultérieurement publiés, ont démontré que l'hémoplase est douée
d'un pouvoir antitoxique et d'une action tonique et stimulante remarquables, susceptibles d'importantes applications en thérapeutique.

« Nous nous proposons de poursuivre l'étude complète des propriétés de l'hémoplase des animaux normaux et d'étudier celles de l'hémoplase provenant d'animaux immunisés, en comparant les pouvoirs antitoxiques du sérum et de l'extrait protoplasmique. »

L'intérêt que présente cette communication nous a conduit à étudier l'hémoplase, à remonter au principe de ce mode de traitement, c'est-à-dire à la méthode plasmothérapique, et à en faire l'objet de notre thèse de doctorat.

Nous nous attacherons d'abord à faire ressortir l'originalité de cette méthode au milieu de celles qui, par certains côtés, s'en rapprochent. Nous montrerons les avantages qu'elle présente, nous exposerons les résultats cliniques obtenus, nous indiquerons enfin quelle voie féconde elle ouvre à la thérapeutique.

CHAPITRE PREMIER

LA MÉTHODE PLASMOTHÉRAPIQUE

Nous nous servirons de la formule que M. Landouzy emploie pour définir la sérothérapie (*les Sérothérapies*, Paris 1898), et nous dirons que la plasmothérapie « est une méthode qui emprunte ses agents et ses moyens thérapeutiques » à la substance protoplasmique. Cette définition comporte donc non seulement le protoplasma d'animaux normaux, mais aussi d'animaux réfractaires à certaines affections ou réputés tels, ou même d'animaux immunisés.

La plasmothérapie est basée sur la composition chimique du protoplasma cellulaire et sur les propriétés thérapeutiques qui en découlent. Elle repose aussi sur la constatation des faits d' « immunité » dont l'étude, ces dernières années, a montré la cause dans la présence de certains principes actifs au sein des tissus et des sérosités des organismes.

Nous allons donc décrire, d'une façon aussi succincte que possible, la composition et les propriétés de la cellule qui est la formule la plus simple de la matière vivante. Comme Claude Bernard l'a justement fait remarquer, « pour comprendre les fonctions de l'organisme, il faut connaître celles de la cellule » (1), car, ajoutait-il, dans un autre endroit : « La cellule est l'image de tout l'organisme, si élevé qu'on veuille le choisir. »

Cette étude soulève naturellement le grave problème de la vie. Nous laisserons de côté, de parti pris, toutes les théories philosophiques qui ont cherché à l'expliquer. Nous nous souviendrons seulement que Descartes semble avoir le premier prévu le résultat auquel devaient aboutir les générations successives d'expérimentateurs dans leurs recherches physiologiques, chimiques et physiques, quand il disait, en 1627, que l'énergie de la nature était due à un ébranlement moléculaire.

En effet, « s'il y a quelque chose qui apparaisse clairement au sujet des progrès de la science moderne, c'est la tendance à réduire tous les problèmes scientifiques, sauf ceux qui sont purement mathématiques, à des questions de physique moléculaire, c'est-à-dire à l'attraction, à la répulsion, au mouvement et à la coordination des ultimes molécules de la matière » (2).

Toutes les hypothèses philosophiques, quelque intérêt qu'elles présentent, ont le grave défaut de n'avoir pas de base expérimentale suffisante. Cependant, à la suite de remarquables travaux condensés dans son livre sur *la matière vivante*, et dans son *Traité de Biologie*,

---

(1) Claude BERNARD. — Leçons sur les phénomènes de la vie, communs aux animaux et aux végétaux, p. 458.

(2) T. H. HUXLEY. — The scientific aspects of Positivism. « If there is one thing clear about the progress of modern science it is the tendancy to reduce all scientific problems, except those wich are purely mathematical, to questions of molecular physics, that is to say, to the attraction, repulsion, motion, and coordination of the ultimate particles of matter. »

le professeur F. Le Dantec a clairement résumé ce qu'il
faut entendre par matière vivante, « une substance qui,
en dehors de certaines conditions physiques détermi-
nées de température, etc..., en l'absence de certains
réactifs, eau, oxygène, etc..., est inerte comme toute
substance brute, mais qui, dans des conditions détermi-
nées et en présence de ces réactifs, est le siège de certains phénomènes physiques et chimiques, dont quelques-uns, nous frappant particulièrement, constituent
ce que nous appelons les manifestations de la vie » ; et
il a montré les rapports qui unissent la vie élémentaire
des êtres unicellulaires et la vie des êtres supérieurs,
qui renferment des millions de cellules à vie simple élé-
men'aire. Nous nous contenterons, ici, d'exposer les
résultats acquis, dans cet ordre d'idées, par les dernières recherches biologiques. Toutefois, il importe de
dire, dès le début, que si la composition chimique ainsi
qu'un certain nombre de manifestations biologiques de
la cellule nous sont bien connues, nous en sommes
cependant encore réduits aux hypothèses, pour ce qui
concerne les rapports entre cette constitution chimique
et ces manifestations vitales.

La cellule vivante peut être assimilée à un noyau chimique stable, pourvu d'un grand nombre de fonctions
latérales (Ehrlich). C'est la diversité de ces fonctions qui
différencie les cellules entre elles, qui règle leurs affinités chimiques vis-à-vis des éléments assimilables. Cette
spécificité cellulaire est rigoureusement démontrée par
les travaux de A. Gautier, Loew, Metchnikoff, Ehrlich,
etc. C'est à ce dernier auteur, en particulier, qu'est due
l'ingénieuse théorie des chaînes latérales. Il admet com-

me unité cellulaire une molécule albuminoïde composée
d'un noyau central immuable sur lequel viennent se
souder les groupes fonctionnels, comme en chimie organique les fonctions diverses sur le noyau hexagonal
hydrocarboné d'une molécule de la série aromatique.
Ces groupes fonctionnels ou « récepteurs », ou encore
« chaînes latérales », ont un rôle capital: grâce à leurs
affinités chimiques ils attirent et fixent sur la molécule
protoplasmique les substances assimilables qui la
reconstituent ; ils interviennent ainsi d'une façon active
dans les processus généraux de la vie. Mais ce qui donne
à chaque molécule sa valeur propre, c'est le noyau central. Ce dernier reste fixe, il assure ainsi la spécificité
des molécules vivantes de sorte que, malgré toutes les
modifications apportées d'une façon continue par les
mouvements incessants qui constituent la vie au sein de
ces molécules, chacune de celles-ci garde ses caractères
propres, une molécule hépatique, par exemple, restant
elle-même et ne se confondant pas avec une molécule
nerveuse ou une molécule conjonctive.

En chimie générale, « les divers modes suivant lesquels chaque molécule nous dévoile son activité dépen-
dent de ces groupes spécifiques constitutifs, amidogène,
carboxyle, oxydrile, carbonyle, etc. dont elle est cons-
truite, et des relations de ces groupes avec le reste de
l'édifice. Ces groupes ou radicaux sont les organes élé-
mentaires de cet organisme chimique complexe, la
molécule. Remarquons maintenant que, chez tous les
êtres vivants,... les parties vraiment agissantes et spécifiques, le protoplasma et le noyau, sont essentiellement formées de matières albuminoïdes. Or, celles-ci

sont les plus complexes des matières organiques connues, celles dont le poids moléculaire est le plus élevé et les éléments les plus nombreux ; celles aussi qui sont les plus instables, que la chaleur, les sels, les réactifs les plus faibles, modifient le plus rapidement ; celles, par conséquent, où les arrangements atomiques sont les plus compliqués et les plus délicats. » Ainsi s'exprime le professeur A. Gautier, dans son admirable traité sur *la Chimie de la Cellule vivante.*

Nous ne pouvons entrer avec lui dans l'étude détaillée des phénomènes physico-chimiques qui se passent au sein de cette cellule. Nous ne pouvons pas davantage en décrire minutieusement la structure, du reste fort variable. D'une façon générale, la cellule est formée d'une enveloppe de matière protéique contenant une masse diffluente, semi-solide, le protoplasma, et un noyau situé au centre où à la périphérie. Ce dernier est surtout caractérisé par la présence de filaments chromatiques enchevêtrés et formés d'un substratum hyalin contenant à son intérieur des corpuscules discoïdes, au point de vue chimique d'une matière spécifique phosphorée et albuminoïde, la nucléine. Le noyau règle l'ordre et l'harmonie des fonctions de la cellule, il dirige « vers un but commun, à savoir la conservation de la cellule, les activités de son protoplasma ». Celui-ci est composé de granulations ou plastidules spécifiques et douées d'une organisation propre. Cette organisation, nous pouvons la suivre, par la pensée, jusque dans les principes qui entrent dans la composition de ces granulations, c'est-à-dire jusque dans les molécules chimiques spécifiques et de nature albuminoïde. C'est donc, en définitive, le travail de ces molécules qui produit les modifications de la matière ambiante, inerte, pour en faire de la matière vivante. Ce phénomène primordial ne peut s'accomplir que par l'activité de la molécule albuminoïde, activité qui se traduit par la sécrétion, hors des mailles du réseau protoplasmique (mais toujours dans la cellule, à l'intérieur d'étroites vacuoles, comme l'a bien montré Ranvier) de substances diverses telles que l'eau, l'acide carbonique, les acides gras, l'urée, l'acide urique et les uréides, les diastases, les graisses, les pigments, les sels, etc. Ainsi, par l'assimilation et la désassimilation des aliments de la cellule, le protoplasma se montre un merveilleux transformateur d'énergie.

Cette grande énergie chimique, manifestée par la cellule vivante est surtout évidente dans la cellule végétale. Mais le protoplasma de la cellule animale, quoique ayant un pouvoir synthétique moins parfait, nous montre également en son sein, la formation de matières semblables à sa propre construction, par l'utilisation de matières albuminoïdes inertes ; il fait de l'hémoglobine, de la mucine, de l'élastine, de la kératine et du colagène en utilisant les matières protéiques des aliments qu'on lui sert ; il produit, comme nous le verrons, diverses variétés de diastases aux propriétés énergiques et multiples ; il transforme les sucres en matières grasses. Ce travail chimique est très divers et d'une grande complexité ; mais ce qu'il y a de remarquable, c'est que dans les synthèses réalisées par le protoplasma vivant, il n'entre point en jeu, comme dans les processus synthétiques similaires de la chimie organique, d'agents chimiques violents ; ces phénomènes se passent dans un milieu presque neutre, sans une grande élévation de température. Il faut donc admettre, avec Loew, que le protoplasma vivant possède une énergie différente de l'énergie chimique ordinaire et consistant en vibrations et en ébranlements d'un caractère spécifique (énergie plasmique).

Selon Oscar Loew, les propriétés particulières de l'albumine vivante sont dues à la présence, dans la molécule de cette albumine, de groupements aldéhydiques disparaissant à la mort de l'organisme. Il avait, avec Bokorny, montré, en 1881, que le protoplasma vivant jouit de propriétés réductives vis-à-vis du nitrate d'argent. Comme ils admettent que seule l'albumine active non organisée réduit les sels d'argent, cela impliquerait l'existence de groupements de nature aldéhydique ou cétonique simples.

L'instabilité des aldéhydes, la facilité avec laquelle ces principes s'oxydent ou se réduisent, rendent compte de l'intensité et de la variabilité des phénomènes chimiques qui s'opèrent dans le protoplasma vivant. En effet, en s'oxydant, ces aldéhydes se transforment en acide, et par réduction elles donnent des alcools.

Oxydation ou réduction, hydratation ou déshydratation, condensation, tels sont les phénomènes chimiques qui s'accomplissent dans les tissus. Les phénomènes d'oxydation ou de combustion, qui fournissent à l'organisme la majeure partie de sa chaleur et de son énergie, avaient d'abord, seuls, frappé les physiologistes « grâce à leur ampleur et à leur éclat ». (A. Gautier.) Mais en 1881, cet auteur montra qu'en plus de ces phénomènes d'oxydation qui se passent à la superficie des éléments cellulaires baignant dans l'oxygène, il se produisait, à l'abri de cet oxygène, au sein du protoplasma cellulaire, des phénomènes de réduction très importants, analogues à ceux qu'on observe chez les microbes anaérobies. Les principes réducteurs qui interviennent sont des corps colloïdes, fixés dans le protoplasma vivant; d'après Bokorny, ils seraient de nature protéique, non dialysables. De la découverte des diastases réductrices (De Rey-Pailhade, Abelons et Aloy, 1890) date l'hypothèse d'Hoppe-Seyler, qui suppose dans les tissus de l'animal un mode de vie sans air comparable aux fermentations putrides. Ces fermentations auraient pour résultat un dégagement d'hydrogène à l'état naissant, qui réduirait les corps oxydés de l'organisme et pourrait se porter même sur l'oxygène libre dont il s'emparerait d'un atome pour former de l'eau, transformant ainsi l'autre atome en oxygène naissant. Ainsi pourrait se former de l'eau oxygénée par l'action de l'hydrogène naissant sur l'oxygène.

Cette théorie a été précisée dernièrement par A. Gautier, qui fait intervenir les diastases réductrices dont l'hydrogène instable s'unirait à un atome de la molécule d'oxygène pour donner de l'eau, tandis que l'autre atome, libre et à l'état ionisé, jouirait d'une grande activité oxydante.

« Nous sommes ainsi conduit, dit-il, à admettre deux périodes dans la suite des phénomènes de désassimilation; une première période d'hydratation où se produisent, aux dépens des albuminoïdes fondamentaux du protoplasma, le glycogène, les graisses, les acides, les corps amidés et l'urée elle-même, au moins en grande partie; une seconde période ou période d'oxydation, où les produits de la vie anaérobie des cellules passent dans le sang et sont, ou bien rejetés comme l'urée, ou comme les graisses, les sucres, les amides, etc., se sont graduellement chargés d'oxygène et rejetés définitivement sous forme d'eau et d'acide carbonique ».

Le rôle des diastases ou ferments solubles est des plus importants. Ces enzymes qui sont, en somme, l'effet de la vie cellulaire, puisqu'ils sont sécrétés par la cellule, en sont aussi la cause, c'est-à-dire que grâce à eux seulement la cellule peut accomplir les actes chimiques qui lui permettent de vivre : « Toute fonction cellulaire paraît être, à la lumière actuelle de la science, une fonction diastasique ». (Pozzi-Escot. — *Phén. de réduction dans les organismes.*)

Nous venons de voir le pouvoir hydrogénant et réducteur de certaines diastases dont l'abondance et la présence constante dans les tissus cellulaires indiquent assez l'importance physiologique. Mais les réductases ne sont pas les seuls ferments solubles de l'organisme. Les recherches de ces dernières années ont montré que, si la présence de ferments oxydants directs dans les tissus de l'homme, quoique très vraisemblable, n'a pas été prouvée *in vivo*, il existe d'une façon certaine des ferments oxydants indirects (c'est-à-dire décomposant l'eau oxygénée) et des corps oxydants qui sont généralement des principes minéraux jouant le rôle d'intermédiaire (MnO^2). D'autre part, Abelous et Alois pensent qu'il y a dans certains tissus des diastases jouissant à la fois de propriétés oxydantes et réductrices, et auxquelles ils ont donné le nom de ferments oxdo-réducteurs.

Nous n'entrerons pas dans plus de détails. Nous croyons avoir montré suffisamment l'importance fonctionnelle des parties nobles de la cellule dans les phénomènes vitaux. L'étude de l'immunité, que nous allons relater succinctement ne fera que mettre davantage en relief cette importance.

Pour bien faire comprendre le mécanisme de l'immunité, nous reviendrons à la théorie d'Ehrlich qui a le mérite d'être fort ingénieuse. A la molécule vivante dont nous avons parlé plus haut, Ehrlich oppose la molécule de toxine qui comprend deux groupes distincts : 1° un groupe toxophore, partie vraiment active ; 2° un groupe haptophore, non toxique par lui-même, mais servant de pièce intermédiaire entre le groupement toxique et le récepteur de la molécule protoplasmique pour lequel il offre une affinité particulière. Si donc on introduit une toxine dans l'organisme, ses molécules, par leur groupement haptophore, s'uniront aux récepteurs des molécules vivantes et le groupement toxophore pourra exercer toute son action nocive. Comme preuves de cette fixation des toxines, citons les expériences de Wassermann et Takaki, de Heymans, Decroly et Rousse. Du reste, on sait que dans le système nerveux des animaux sensibles au tétanos, il n'est pas possible de trouver la toxine à l'état libre et qu'elle est par conséquent fixée sur les cellules.

Un organisme est sensible vis-à-vis d'une toxine seulement lorsqu'il possède dans certains de ses éléments des chaînes latérales capables de fixer le poison. Si ces dernières manquent, l'organisme est naturellement immunisé contre cette toxine. Ainsi l'immunité naturelle dépend uniquement de la constitution spéciale des molécules protoplasmiques. Selon Metchnikoff, les leucocytes seraient les éléments cellulaires particulièrement employés dans le mécanisme de cette immunité naturelle; chez la poule qui résiste au poison tétanique, la toxine se localise dans le sang et les glandes génitales où elle persiste plusieurs jours; or, si l'on détermine la formation d'abcès aseptiques, on constate que l'exsudat, plein de leucocytes, est beaucoup plus riche en toxine que le sang; les leucocytes ont donc joué un rôle d'arrêt et de fixation de la toxine.

Il n'y a pas contradiction de fond entre la théorie d'Ehrlich et celle de Metchnikoff. Pour l'un et l'autre de ces deux auteurs, l'immunité naturelle est due à des phénomènes résultant de l'activité cellulaire.

Pour expliquer l'immunité acquise contre les toxines, il faut se rappeler que l'action subie par la toxine dans sa transformation en vaccin (sans propriétés nocives, quoique gardant les mêmes affinités pour les cellules) a porté seulement sur son groupe toxophore, tandis que le groupement haptophore, intact, s'unira aux récepteurs de la molécule protoplasmique et que cette dernière, en vertu de ses propriétés vitales, remplacera les groupes fonctionnels perdus par une surproduction « comme si la cellule se souvenant du danger couru, voulait mieux s'armer contre un danger nouveau ». Un grand nombre de ces récepteurs, inutiles pour la molécule vivante, passeront dans le milieu ambiant, où ils arrêteront et fixeront les groupes haptophores des molécules toxiques introduites plus tard dans l'économie. Il n'y a pas là destruction de la toxine, mais seulement une combinaison plus ou moins stable de cette substance avec un autre corps, combinaison qui en fait un composé non toxique parce qu'il est saturé, mais dans lequel le groupe toxique persiste néanmoins. Ainsi se trouve élucidée la nature des anticorps (antitoxines, antitoxalbumines, antidiastases) qui ne sont autres que les chaînes latérales surproduites par la molécule protoplasmique et passant dans les humeurs de l'organisme.

Le mécanisme de l'immunité acquise contre les microbes est à peu près le même. Mais là interviennent deux éléments diastasiques produits par la molécule protoplasmique selon Ehrlich, ou par les phagocytes, selon Metchnikoff : le fixateur ou substance intermédiaire qui fixe le microbe et l'alexine qui dès lors peut le digérer.

Nous conclurons, en disant avec E. Bodin (*Conditions de l'infection microbienne et immunité*) : « D'une manière générale on peut dire que la résistance des êtres vivants aux bactéries se réduit à une opération chimique, disloquant la matière organique bactérienne, ou neutralisant les poisons microbiens, grâce à des ferments qui agissent soit dans les cellules elles-mêmes, soit en dehors d'elles... Mais ces ferments sont des produits de l'activité du protoplasma des cellules de l'organisme et par là, l'acte chimique dans lequel se résume la défense de l'organisme contre les bactéries et contre leurs toxines se trouve sous la dépendance immédiate des phénomènes vitaux ».

Ainsi, à la base de ces phénomènes, se trouve le protoplasma vivant avec sa merveilleuse activité, avec ses propriétés puissantes que nous croyons avoir bien mis en lumière. L'utilisation de ces propriétés dans un but thérapeutique, tel est l'objet de la méthode plasmothérapique. Nous résumerons cet exposé par ces paroles recueillies dans un discours récent du professeur Javillier, de Tours, (*Petit Indépendant médical*, décembre 1906) : « Tandis que bactériothérapie et sérothérapie, en pleine évolution prennent à l'élaboration des remèdes de demain une part prépondérante, voici que des concepts récents tendent à leur associer une méthode thérapeutique nouvelle. Les sérums, s'est-on dit, renferment suivant la doctrine admise, des substances actives, antitoxines, cytases, fixateurs, etc. Or, ces substances ne sont pas élaborées par le sérum lui-même, mais bien par le protoplasma cellulaire. C'est le protoplasma, protoplasma des leucocytes et des autres éléments cellulaires, qui joue le rôle important dans la défense des organismes. Recherchons donc dans le protoplasma les substances actives que l'on a jusqu'ici trouvées dans le sérum; elles y seront sans doute plus abondantes et plus efficaces. Raisonnement simple et juste qu'on pourrait s'étonner de ne pas avoir vu formuler plus tôt; c'est que manquaient les moyens pratiques d'obtention et de traitement du protoplasma cellulaire. Aujourd'hui, grâce à MM. Aug. et L. Lumière, ces moyens existent. La plasmothérapie, qui dérive à la fois de l'opo et de la sérothérapie, constituera, à brève échéance, une importante méthode thérapeutique. »

CHAPITRE II

ORIGINALITÉ DE LA MÉTHODE

SES RAPPORTS AVEC LA SÉROTHÉRAPIE ET L'OPOTHÉRAPIE

Les derniers mots du professeur Javilliers, que nous venons de citer, montrent les rapports qui unissent ces différentes méthodes. Une étude rapide nous permettra d'en saisir les caractères distinctifs et de préciser les différences qui les séparent. En ce qui concerne la sérothérapie, nous allons prouver que, par l'idée primordiale sur laquelle elle repose, elle se trouve en quelque sorte en opposition avec la méthode plasmothérapique. Il existe une différence essentielle entre ces deux modes de traitement dont le premier utilise les propriétés indirectement acquises du sérum sanguin, dont le second puise directement ses agents et ses moyens, au contraire, dans leur lieu d'élaboration : la cellule.

La sérothérapie date des expériences de Richet et Héricourt (*Académie des sciences*, nov. 1888), qui protégèrent le lapin contre le staphylococcus pyosepticus, au moyen du sang de chien, animal relativement réfractaire à cette affection microbienne. Les nombreux travaux suscités par ces expériences, portèrent à peu près tous sur l'immunisation de sujets, au moyen du sérum du sang de sujets naturellement réfractaires à une affection déterminée (Bouchard, Behring, Pic et Chenot, Babès et Lepp, 1880).

Ces quelques essais de sérothérapie expérimentale n'eurent pas grande portée, jusqu'au jour où Behring et Kitasato (1890) démontrèrent que le sérum de lapins immunisés contre les toxines du tétanos ou de la diphtérie, neutralisait, *in vitro*, une quantité considérable de toxines tétaniques ou diphtériques et conférait aux animaux auxquels il était injecté, un pouvoir considérable de résistance envers ces infections. Ils allèrent plus loin, et prétendirent que les injections de sérums d'animaux vaccinés contre le tétanos ou la diphtérie, guérissaient d'autres animaux déjà infectés. On sait aujourd'hui que le sérum antitétanique ne possède qu'une action préventive. Quant au sérum antidiphtérique, la célèbre communication de Roux, au congrès de Budapest (1894), devait en démontrer toute la valeur.

Un amoncellement de travaux s'éleva sur ces principes. La méthode fut expérimentée dans presque toutes les maladies infectieuses connues. Les résultats sont loin d'avoir répondu encore aux premières espérances et le plus grand nombre de ces maladies s'est montré, jusqu'ici, rebelle à la méthode. Examinons seulement la façon dont s'exerce son action dans les cas où cette action apparaît favorable.

Les bacilles agissent principalement par les toxines qu'ils sécrètent. Il y avait donc lieu de supposer que le sérum des animaux immunisés, contenait une substance dite antitoxique, capable de neutraliser cette toxine et d'en combattre les effets. Les partisans de la théorie de la défense humorale (Bouchard, Charrin, etc), attribuaient aux humeurs de l'organisme un pouvoir bactéricide né dans leur sein; mais la découverte par Pfeiffer (1894) de la destruction extracellulaire des bactéries et l'interprétation que Metchnikoff en donna, montrèrent toute la complexité de ces phénomènes. Voici le fait : si l'on injecte dans la cavité péritonéale d'un cobaye immunisé contre la péritonite cholérique une culture virulente de choléra, les vibrions disparaissent peu à peu, cependant que les leucocytes diminuent progressivement au point que vingt à trente minutes après l'injection, on n'en retrouve plus dans l'exsudat péritonéal. C'est aux humeurs que Pfeiffer attribuait la destruction des microbes. Metchnikoff, au contraire, montra que la disparition des leucocytes, résulte d'une destruction cellulaire (phagolyse), provoquée par le liquide injecté et que le contenu des leucocytes mis en liberté dans le liquide péritonéal, détruit les vibrions. En effet, en injectant du bouillon peptonisé dans le péritoine du cobaye, vingt-quatre heures avant d'injecter les vibrions, il empêchait la phagolyse de se produire et la phagocytose se montrait normalement. La destruction extracellulaire des bactéries n'est donc pas due à une « sécrétion » humorale, mais à une substance bactéricide « échappée » des leucocytes.

Nous ne nions pas cependant qu'il y ait une défense humorale. Les travaux de Buchner, Denys, Bordet, Metchnikoff, Ehrlich, etc., ont prouvé qu'il existe ou peut se développer dans l'organisme, soit primitivement, soit à la suite d'un traitement particulier, des substances chimiques, de la nature des ferments solubles ou diastases, qui ont une action incontestable sur la vie des microbes et sur leurs toxines. Ce sont:

1° Les alexines (Buchner), ou cytases (Metchnikoff), ou compléments (Ehrlich), ferments leucocytaires restant à l'intérieur des phagocytes (sauf dans le cas spécial du phénomène de Pfeiffer), capables de dissoudre les éléments figurés en général et les microbes en particulier.

2° La substance fixatrice (Metchnikoff), ou sensibilisatrice (Bordet), ou intermédiaire (Ehrlich) se développant sous l'influence de traitements divers (inoculation de produits solubles d'origine bactérienne) préparés, d'après Metchnikoff, par les phagocytes (ils apparaissent, en effet, d'abord dans la rate, les ganglions lymphatiques et la moelle des os), et ayant la propriété de fixer les microbes pour les rendre sensibles à l'action des alexines.

3° L'agglutinine, substance qui agglutine les microbes, mais qui ne joue pas un grand rôle dans l'immunité.

Il y a donc bien une défense humorale; seulement, point capital, les phagocytes restent les acteurs principaux de cette défense, comme de la défense cellulaire, et l'on doit conclure avec Metchnikoff que « les propriétés humorales ne représentent qu'une certaine fraction dans l'ensemble des phénomènes de l'immunité, cette dernière étant dominée par des propriétés cellulaires » ou bien encore (rapport de Metchnikoff au treizième congrès de Médecine, 1900) « l'immunité naturelle et acquise est une fonction cellulaire ».

L'expérience suivante de Roux et Vaillard confirme d'ailleurs cette conclusion et montre bien l'origine des

antitoxines. Ces auteurs, retirant en un temps aussi res-
treint que possible à un lapin vacciné contre le tétanos,
un volume de sang égal au volume total de celui qui est
en circulation, constatèrent que le pouvoir antitoxique
de son sérum restait le même. Ils en déduisirent que
l'antitoxine se reproduit au fur et à mesure qu'on la
retire et qu'elle est « un produit de réaction des cellules
de l'organisme ».

Les toxines déterminent donc, par réaction dans ces
cellules, et dans les leucocytes en particulier, un état
chimique nouveau qui se traduit par l'acquisition du
pouvoir antitoxique, du pouvoir préventif qu'elles com-
muniquent ultérieurement et secondairement au sérum
sanguin. Ce sérum n'est, à peu de chose près, qu'un
substratum, un véhicule pour cette substance dont l'origine se trouve dans l'élément figuré du sang. Sous l'influence de la vaccination ou de l'infection elle-même, la
cellule élabore et sécrète une ou plusieurs substances
directement antagonistes des toxines sécrétées par les
microbes envahisseurs, ou même capables d'opérer la
destruction de ces éléments microbiens. Ici prend place
la théorie des chaînes latérales d'Ehrlich, que nous
avons exposée plus haut. En définitive, le rôle primordial, essentiel, revient aux cellules de l'organisme qui
possèdent des récepteurs capables de se continuer avec
le groupement haptophore de la toxine, plus particulièrement, d'après Metchnikoff, aux éléments figurés du
sang.

Le sérum sanguin proprement dit, sans être
uniquement réduit au rôle de véhicule, puisqu'il
possède certaines propriétés qui lui sont propres

(telles que le pouvoir globulicide, le pouvoir coagulant, le pouvoir agglutinant, le pouvoir toxique) n'a par lui-même aucune des propriétés propres à exercer le pouvoir antitoxique. Ce pouvoir, il le reçoit, dans certaines conditions, des cellules organiques et des éléments figurés du sang en particulier. En fin de compte, c'est à la substance noble, vivante, de l'économie, au protoplasma que revient le rôle essentiel dans cet acte de défense organique naturelle.

Ainsi apparaissent bien nettement les différences qui séparent la plasmothérapie basée sur l'utilisation de cette substance, et la sérothérapie qui n'emploie que les sérums.

L'opothérapie, c'est-à-dire la médication par les extraits d'organes animaux, se rapproche beaucoup plus de la méthode qui fait l'objet de notre thèse.

Employée dès la plus haute antiquité avec l'idée que chaque organe contient dans sa substance les éléments nécessaires à sa nutrition, elle fut conçue pour la première fois, d'une façon véritablement scientifique, par Brown-Séquard, dès 1869, et mise en application par cet auteur en 1889 (injection de suc testiculaire, obtenu en triturant dans de la glycérine des testicules de cobaye). L'opothérapie testiculaire a donné des résultats intéressants dans la débilité sénile, l'ataxie locomotrice (Depoux), dans la tuberculose pulmonaire (Cornil, d'Arsonval, Variot, etc.). Les extraits ovariques ont à leur tour été mis à contribution et paraissent avoir donné des succès dans la chlorose (Spillmann et Etienne, Dalché), dans le goitre exophtalmique (Jayle), et les divers troubles de la menstruation.

Les extraits du corps thyroïde sont, dans la thérapeutique usuelle, parmi les plus répandus des produits biologiques. D'utilisation plus fréquente que la greffe thyroïdienne, le suc thyroïdien et l'ingestion de corps thyroïde ont reçu des applications thérapeutiques multiples. Leur usage se traduit, d'une façon générale, par une suractivité des phénomènes de dénutrition. Il a rendu des services dans l'obésité (Rendu, etc.), dans le myxœdème (Marie, Mackenzie, Vaquez, etc.), le goître (Régis, Sabrazès, etc.).

L'opothérapie hépatique a été employée par Gilbert et Carnot, dans la plupart des maladies du foie. Ces dernières, à condition que la glande ne soit pas trop altérée et puisse encore réagir à l'excitant spécifique, paraissent impressionnées favorablement par l'extrait hépatique.

Nous mentionnerons seulement l'utilisation de la médication opothérapique surrénale, d'origine récente, dont les effets et les indications sont connus, aujourd'hui, de tous les praticiens; l'opothérapie pulmonaire, très peu étudiée au contraire et encore peu expérimentée. Bigger, Charrin, Vaquez (conf. à la Soc. de l'Internat des Hosp. de Paris, 30 avril 1903) ont signalé les bons effets de la moelle osseuse crue de bœuf et de veau, dans les anémies et dans la leucémie splénique.

Enfin, nous citerons pour mémoire, n'ayant pas lieu d'entrer ici dans de plus amples développements à leur sujet, l'emploi d'injections sous-cutanées de substance grise dans la neurasthénie par Constantin Paul, celui du thymus, du rein, de ganglions lymphatiques, de rate, etc.

Si l'on considère le principe fondamental de la méthode opothérapique dont nous venons d'exposer sommairement les principales applications, il est facile de se convaincre qu'il n'est pas de mode de traitement se rapprochant davantage peut-être de celui qui nous occupe. Il suffit pour cela de se reporter à l'exposé général de ce principe, tel qu'il a été donné par MM. Brown-Séquard et d'Arsonval dans les *Arch. de physiologie*, juillet 1891. « Chaque tissu, ont écrit ces auteurs, et plus généralement chaque cellule de l'organisme sécrète pour son propre compte des produits ou des ferments spéciaux qui, versés dans le sang, viennent influencer, par l'intervention de ce liquide, toutes les autres cellules, rendues ainsi solidaires les unes des autres, par un mécanisme autre que celui du système nerveux. »

C'est là, en somme, le principe de la plasmothérapie, et il semble bien, aux termes mêmes de cette définition, que l'hémoplase dont nous allons parler et qui est uniquement constituée par un extrait globulaire sanguin, puisse être considérée comme un agent opothérapique, comme réalisant une opothérapie en quelque sorte essentielle, idéale : l'opothérapie cellulaire sanguine.

Une différenciation s'impose cependant. Tandis que les divers agents opothérapiques que nous avons passés en revue consistent dans un extrait obtenu par des procédés différents, la plasmothérapie recueille directement la totalité de la masse protoplasmique intra-cellulaire, après élimination du stroma qui la renferme. Il ne s'agit pas ainsi d'un simple extrait de l'eau et des puissances solubles attirées en vertu d'une puissance osmotique de la substance protoplasmique où elles sont incluses ou élaborées, dans un milieu liquide nouveau (eau, alcool ou glycérine), mais de toute cette substance protoplasmique elle-même, recueillie dans son intégrité, seulement séparée de son enveloppe inutile ou dangereuse.

Nous ne parlerons pas des extraits de glandes aqueux ou alcooliques. Les premiers fermentent très facilement et sont d'une conservation difficile ; les seconds, toujours mélangés de l'eau qui entre dans la composition des organes, sont plutôt hydro-alcooliques et ne contiennent qu'une faible partie des principes actifs, les autres étant précipités et restant sur les filtres. Mais, même en ce qui concerne les extraits de glande glycérinés selon le procédé général de d'Arsonval (c'est-à-dire par simple macération dans une certaine quantité de glycérine officinale à 28°), il faut tenir compte des actions très importantes de la glycérine et avouer qu'il est difficile de connaître exactement les produits abandonnés par la substance protoplasmique cellulaire, de savoir, parmi les produits, quels sont ceux qui ont pu passer dans la liqueur recueillie, si les plus actifs d'entre eux n'ont pas échappé à la puissance d'attraction et ne sont pas demeurés inclus dans le protoplasma. Nous ferons le même reproche au produit filtré obtenu en soumettant les organes glandulaires générateurs de principes actifs à des digestions artificielles peptiques, tryptiques ou papaïniques.

Il y a donc une importance capitale à pouvoir s'assurer la possession totale de cette substance protoplasmique elle-même pour pouvoir ensuite l'administrer dans son intégrité. La méthode plasmothérapique répond

à une telle exigence. Elle constitue une branche particulière nouvelle de la thérapeutique (1).

On peut concevoir son application à la généralité des
cellules de l'organisme, par la préparation d'extraits
protoplasmiques de cellules du foie, de cellules du rein,
des capsules surrénales, etc., ces cellules étant emprun-
tées soit à des animaux normaux réfractaires à certaines
infections, soit à des animaux en puissance d'immunisation acquise. Nous ne nous occuperons, dans cette
thèse, que de son application aux globules sanguins de
certains animaux. Ce choix est largement justifié par
l'importance du rôle du sang, que le professeur A. Gautier résume ainsi (*Chimie de la cellule vivante*, la désassimilation) : « Le sang charrie non les principes pro-
téïques primitifs, mais les produits de dédoublement de
ces principes, successivement modifiés par leur passage
à travers l'intestin, les ganglions mésentériques et le
foie. En traversant ces organes, ils ont été simplifiés,
transformés par l'action des diastases, dissociés pour
ainsi dire en tronçons plus simples, destinés, en se réu-
nissant ensuite sous une autre forme entre eux ou avec
les substances qui résultent de l'activité du protoplasma

---

(1) Nous citerons cependant les recherches entreprises par
MM. Albert Robin et J. Bardet avec les ferments métalliques, c'est-
à-dire les solutions colloïdales de métaux. Le principe est le même,
et il s'agit, dans les deux cas, d'obtenir un agent capable de fournir,
dans de meilleures conditions, les effets de la séro ou opothérapie.
Mais, alors que M. A. Robin utilise pour cela des corps nouveaux
présentant des propriétés diastasiques, MM. Lumière trouvent plus
logique d'aller chercher dans le protoplasma vivant les diastases et
oxydases qui donnent au sérum ou aux glandes leur pouvoir spécifique.

de chaque sorte de tissu, à former les produits spécifiques que la cellule accumule suivant sa nature et désassimile suivant ses besoins ».

L'hémoplase est le produit obtenu par cette plasmothérapie sanguine.

CHAPITRE III

HÉMOPLASE

L'hémoplase, telle que nous venons de la définir, peut provenir d'animaux immunisés contre différentes intoxications, ou bien elle peut être empruntée au sang d'animaux réfractaires à un certain nombre d'affections.

C'est cette dernière qui a été d'abord préparée et étudiée. Voici, brièvement résumée, la façon dont MM. Lumière ont obtenu l'hémoplase normale de l'âne et du mouton, animaux relativement réfractaires à la tuberculose.

Le sang, recueilli par une saignée, est mélangé à 20 parties d'une solution isotonique, de manière à empêcher la diffusion des produits contenus dans le globule, puis centrifugé. On isole ainsi le globule, qui est ensuite lavé plusieurs fois dans le liquide isotonique. Ceci fait, la masse protoplasmique est placée dans de l'eau distillée, en quantité suffisante pour refaire le volume du sang, et soumise ainsi à une série de congélations qui ont pour effet de briser la cellule. Cela permet la libération des substances protoplasmiques. Une nouvelle centrifugation les débarrasse des débris de cellules, de sorte qu'il reste une solution des parties solubles du sang, que l'on filtre à la bougie et que l'on recueille aseptiquement dans des flacons stérilisés et scellés à la lampe (1).

L'hémoplase ainsi obtenue se présente sous forme d'un liquide rutilant, inodore, « qui se conserve pendant très longtemps. Un an après sa préparation, elle garde toute sa limpidité, ne donne ni dépôt ni précipité, et sa couleur n'a pas subi de modification notable » (2).

Elle doit être conservée à une température inférieure à 30°, pour qu'elle ne se coagule pas, par suite de sa nature albuminoïde.

Placée dans le vide, l'hémoplase perd son oxygène et prend une couleur violet noir, mais elle se réoxyde immédiatement, et redevient rouge, par agitation à l'air.

L'étude spectroscopique donne les mêmes résultats que pour le sang. L'hémoglobine se trouve dans l'hémoplase à l'état d'oxyhémoglobine, caractérisée par ses deux bandes noires d'absorption, et susceptible d'être réduite par le sulfure d'ammonium.

Exprimée en poids, selon la méthode de Malassez et de Hénocque, la quantité d'hémoglobine contenue dans 100 parties d'hémoplase est, environ de 4,5. Si l'on obtient ainsi un chiffre plus faible qu'avec du sang pur, c'est que l'hémoplase liquide se trouve à un degré de dilution tel, que 10 cc. de celle-ci représentent à peu près 3 cc. de sang. Avec l'hémoplase sèche, dont nous parlerons tout à l'heure, la proportion d'hémoglobine est au contraire beaucoup plus forte : 70 p. 100 environ.

______

(1) Voir plus haut : Communication Chauveau à l'Académie des sciences, 10 juillet 1903.

(2) Communication de MM. Lumière à la Société de thérapeutique de Paris, 15 décembre 1903.

Les travaux d'Abelous et Biarnés, d'Achard, etc. (1), démontrent que le sang jouissait d'un pouvoir oxydant dû à la présence de certains ferments solubles, et sans doute aussi de certains corps non diastasiques excitant et décuplant l'activité des oxydases. Les réactifs ordinaires de ces oxydases mettent facilement en évidence dans l'hémoplase, les propriétés oxydasiques qu'elle possède.

1° Teinture de gaïac. — Si à 10 cc. d'hémoplase on ajoute, sans les mélanger, 1 à 2 cc. de teinture de gaïac, on voit en quelques minutes apparaître une coloration légèrement bleue.

2° Gaïacol. — A 3 cc. de solution aqueuse saturée de gaïacol cristallisé, une addition de deux gouttes d'hémoplase donne en quelques minutes une coloration rose grenat, qui va en s'accentuant, en même temps qu'un précipité se forme.

3° Paraphénylène diamine. — Deux cc. cubes du réactif de Köhmann et Spitzer sont amenés à 10 cc. au moyen d'eau distillée. Si, à cette liqueur, on ajoute quelques gouttes d'hémoplase, en quelques minutes la coloration est violette, et, au bout de dix minutes, passe au bleu de plus en plus intense.

4° Hydroquinone. — A 3 cc. d'une solution aqueuse d'hydroquinone à 1 p. 100, une addition de deux gouttes d'hémoplase donne une coloration rouge brun, très nette en cinq minutes, avec l'odeur caractéristique de quinone.

---

(1) ABELOUS et BIARNÉS. Pouvoir oxydant du sang. — ACHARD. Ferments du sang.

3 PI

5° **Pyrogallol.** — A 3 cc. d'une solution aqueuse au 1 p. 50 de pyrogallol, deux gouttes d'hémoplase donnent une coloration rouge-orange en quelques minutes; après quelques minutes, un précipité commence à se former.

Nous ne saurions trop insister sur cette analyse, car elle prouve que l'hémoplase contient tous les principes diastasiques du sang, et que, par conséquent, il s'agit bien là de plasmothérapie sanguine. On a ainsi un produit composé seulement par l'extrait protoplasmique du sang, avec toutes les propriétés inhérentes à ce dernier, et débarrassé complètement du stroma globulaire et des éléments figurés inutiles, pour ne pas dire nocifs.

Toxicité de l'hémoplase. — Avant d'étudier les propriétés de l'hémoplase, il était bon de s'assurer de son innocuité envers l'organisme. Les tableaux suivants, empruntés au docteur Chevrotier, montrent que la toxicité de l'hémoplase normale est extrêmement faible.

En injections intraveineuses chez les lapins, on a pu introduire la plupart du temps, sans les tuer, dans la circulation de ces animaux, jusqu'à 250 et 300 centimètres cubes d'extrait.

Au cours de ces injections, on constate que la respiration, la circulation et la calorification ne sont pas modifiées sensiblement, même avec des doses massives.

Nous publions deux tracés, pris au hasard parmi tous ceux qui furent faits à ce sujet dans le laboratoire de physiologie expérimentale de MM. A. et L. Lumière, et à l'aide de leur appareil graphique. Cet appareil permet d'enregistrer sur une bande de papier sans fin les phé-

TOXICITÉ PAR VOIE INTRAVEINEUSE

LAPIN. — Poids : 2 k. 540 ; température : 39°7 ; respiration : 120 ; cœur : 200.

SOLUTION HÉMOPLASE

DATE : 7 juillet 1905 ; volume total écoulé : 246 cc. ; toxicité pour la masse : 246 cc. ; toxicité par kilog. d'animal : 98 cc.

HEURE	NOMBRE de cc. écoulés	RESPIRATION	CIRCULATION	Température	OBSERVATIONS. — AUTOPSIE
3,06	—	—	—	—	Début de l'injection dans la veine marginale de l'oreille droite.
3,10	12	128	—	—	
3,15	23	—	—	39°7	
3,16	—	128	—	—	
3,22	31	—	—	—	
3,23	—	—	208	—	
3,25	—	112	—	—	
3,29	50	—	—	—	
3,31	—	—	—	39°1	
3,43	—	84	—	—	
3,47	84	—	—	—	
3,54	100	60	—	38°3	La sensibilité est bien conservée.
4,11	138	—	—	—	
4,12	—	72	—	—	
4,14	—	—	168	—	
4,19	150	—	—	—	
4,33	182	—	—	38°	
4,34	—	72	—	—	
4,44	200	—	—	—	Pas d'élimination. — La sensibilité est très atténuée. — L'animal est calme.
4,55	220	68	—	—	
4,57	—	—	—	37°9	
5,02	234	—	—	—	
5,06	250	72	68	—	Arrêt de l'injection. — L'animal a reçu : 98 cc. par kilog.

Mort la nuit du 7 au 8 juillet.

TOXICITÉ PAR VOIE INTRAVEINEUSE

LAPIN. — Poids : 3 kilog. ; température : 39°3 ; respiration : 80 ; cœur : 220.

SOLUTION HÉMOPLASE

DATE : 24 octobre 1905 ; volume total écoulé : 250 cc. ; toxicité pour la masse : 250 cc. ; toxicité par kilog. d'animal : 83 cc. 3.

HEURE	NOMBRE de cc. écoulés	RESPIRATION	CIRCULATION	Température	OBSERVATIONS. — AUTOPSIE
1,43	—	—	—	—	Début de l'injection dans la veine marginale de l'oreille droite.
1,46	6	—	—	—	
1,47	—	—	—	38°7	
1,48	—	48	—	—	
1,49	12	—	—	—	
1,52	—	—	220	—	
1,54	22	—	—	38°3	
1,59	32	—	—	—	
2,01	—	36	—	—	
2,02	38	—	200	—	
2,08	50	—	—	—	
2,10	—	—	—	37°7	
2,11	56	—	—	—	
2,13	—	44	—	—	
2,14	—	—	192	—	
2,15	64	—	—	—	L'animal est calme, sa sensibilité est normale.
2,18	70	—	—	—	
2,23	80	—	—	37°5	Mouvements de défense nombreux.
2,25	—	48	—	—	
2,28	90	—	—	—	
2,30	—	—	196	—	
2,32	—	—	—	37°3	
2,33	100	48	—	—	La sensibilité est normale.
2,35	—	—	—	—	La respiration est lenvante.
2,37	—	—	—	—	
2,38	110	—	—	—	
2,40	—	56	—	—	
2,42	118	—	—	37°1	
2,50	134	—	—	—	Abondante élimination ; l'urine est colorée et présente les bandes de l'oxyhémoglobine.
2,50	—	—	—	—	
2,52	154	48	—	—	L'animal présente de la dyspnée.
3,00	—	—	—	—	
3,02	—	—	—	—	Mouvements de défense. — Nouvelle élimination très abondante.
3,03	—	—	184	—	
3,05	—	—	—	37°1	
3,10	174	—	—	—	Nombreux mouvements de défense.
3,20	194	—	—	—	
3,23	—	48	—	—	Le train postérieur est affaissé. — La sensibilité est atténuée.
3,27	—	—	—	36°9	
3,28	210	—	—	—	
3,35	224	—	—	—	Depuis 3 heures, l'animal n'a cessé de se plaindre.
3,36	—	—	—	—	Mouvements de défense.
3,38	—	—	176	—	L'élimination continue.
3,40	—	—	—	—	La sensibilité est atténuée, mais pas abolie. — Les mouvements de défense continuent.
3,43	—	60	—	—	
3,48	250	—	—	36°9	Arrêt de l'injection. — Mis à terre, l'animal ne paraît pas affaissé ; il a reçu : **83 cc. par kilog.**
5,00	—	—	—	37°5	
25 octobre 7,45	—	—	—	38°8	
18 novembre	—	—	—	—	Poids 3 k. 500.

TOXICITÉ PAR VOIE INTRAVEINEUSE

LAPIN. — Poids : 2 k. 950; température : 39°3; respiration : 64;
cœur : 200.

SOLUTION HÉMOPLASE

DATE : 18 novembre 1904; volume
total écoulé : 300 cc.; toxicité
pour la masse : 300 cc.; toxicité
par kilog. d'animal : 101 cc. 5.

HEURE	NOMBRE de cc. écoulés	RESPIRATION	CIRCULATION	Température	OBSERVATIONS. — AUTOPSIE
2,23	—	—	—	—	Début de l'injection dans la veine marginale de l'oreille droite.
2,30	15	56	—	—	
2,31	—	—	200	—	
2,37	28	—	—	38°7	
2,42	40	—	—	—	
2,45	—	64	—	—	
2,48	50	—	—	—	
2,50	—	—	180	—	
2,56	66	—	—	—	
3,05	95	—	—	—	
3,08	100	—	—	—	
3,11	—	—	—	38°	
3,23	130	72	—	—	
3,26	—	—	192	—	
3,31	185	—	—	37°4	
3,37	200	—	—	—	Première élimination. — L'urine est d'un rouge limpide presque aussi colorée que le produit lui-même et présente les bandes de l'oxyhémoglobine.
3,44	250	—	—	—	
4,00	—	—	—	37°1	
4,06	300	62	196	37°1	L'élimination continue. — Arrêt de l'injection. — L'animal n'a pas fait un mouvement pendant toute la durée de l'injection ; mis à terre, il reste un peu affaissé ; il a reçu : **101,5 cc. par kilog.**
5,30	—	—	2	35°8	*Mort dans la nuit du 18 au 19 novembre.* A L'AUTOPSIE : Le péritoine contient un abondant liquide ayant l'aspect du liquide injecté. — Le cœur contient du sang encore liquide et quelques caillots. — Les poumons et le foie ne présentent rien d'anormal. — L'estomac est gorgé d'aliments. — Les intestins n'ont rien de remarquable.

nomènes qui peuvent se dérouler au cours d'une expérience, quelle qu'en soit la durée, et sans aucune interruption dans leur inscription. Ces tracés sont ensuite divisés en feuilles numérotées, dont nous donnons deux exemples. Les animaux étant fixés, on enregistrait la respiration au moyen du pneumographe de Guinard, le pouls et la pression artérielle, par la méthode habituelle, en introduisant dans la carotide une canule reliée au sphygmoscope de Chauveau, puis au manomètre à mercure et aux tambours de Marey; le temps était noté en secondes au métronome.

Les deux graphiques que nous publions montrent assez, sans qu'il soit besoin d'insister, que la respiration, la circulation et la pression artérielle ne subissent aucune modification appréciable.

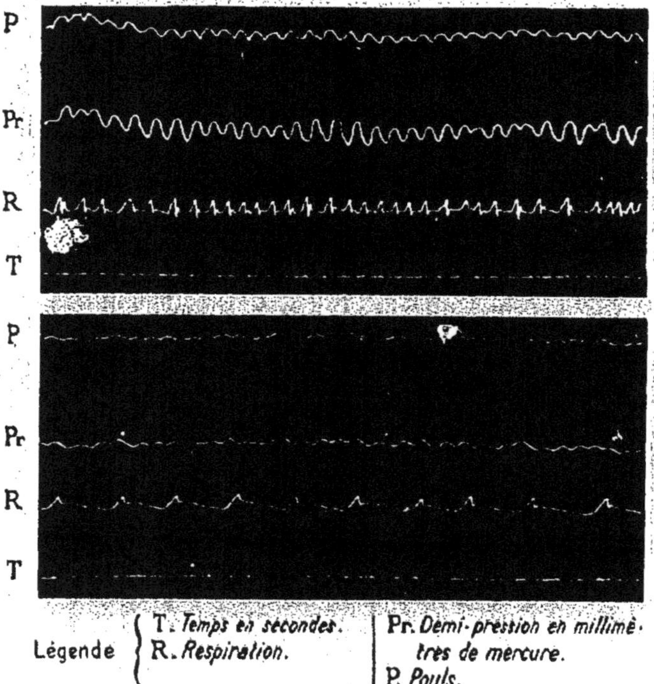

ACTION SUR LA NUTRITION

HÉMOPLASE. — Injections sous-cutanées de 10 c.c.

Chien n° 41.   Variation des éléments de l'urine.

DATES	POIDS	DOSE administrée (c. c.)	ALIMENTATION en 24 h. Soupe (kil.)	ALIMENTATION en 24 h. Boisson	VOL. D'URINE en 24 h. (c. c.)	URÉE par litre	F² C⁶ par litre	Na Cl en 24 h.	URÉE en 24 h.	F² C⁶ en 24 h.	Na Cl en 24 h.	OBSERVATIONS
7 mars 1906	14k000		3,400	150	2200	3,99	0,26	10,32	8,77	0,57	22,70	
8	—		3,400	200	2400	3,39	0,12	13,76	8,61	0,28	33,02	
9	—		3,400	900	3200	4,38	0,18	10,32	14,01	0,57	33,02	
10	—		3,200	1000	2700	3,99	0,23	11,00	10,77	0,62	29,70	
11	—		3,400	900	2300	3,39	0,21	9,97	8,25	0,48	22,93	Urée 5,05 Résidus fixes 10,96 Sels minéraux fixes 8,20 Matières organiques 2,76 Soufre total 0,285 Azote total 5,2 Acide urique 0,360
12	—		3,400	900	2300	3,45	0,20	9,46	7,93	0,46	21,75	
13	—		3,400	300	2300	4,25	0,16	10,14	9,77	0,36	23,32	
14	—		3,400	300	2400	3,45	0,31	7,56	7,98	0,74	18,14	
15	—	14k100	3,400	300	2100	4,52	0,26	13,07	9,49	0,54	27,44	Urée 4,25 Résidus fixes 15,14 Sels minéraux fixes 8,80 Matières organiques 5,34 Soufre total 0,203 Azote total 4,6 Acide urique 0,448
16	—		3,400	500	2100	4,25	0,18	9,46	8,92	0,37	19,86	
17	—		3,400	150	2000	4,78	0,28	11,69	9,56	0,56	23,38	
18	—		3,400	200	2600	5,18	0,31	12,04	13,46	0,80	31,30	Urée 3,45 Résidus fixes 15,06 Sels minéraux fixes 10,78 Matières organiques 4,28 Soufre total 0,482 Azote total 4,2 Acide urique 0,544
19	—		3,400	250	2200	4,25	0,25	11,86	9,35	0,55	26,09	
20	—		3,400	500	3400	3,45	0,20	9,80	11,73	0,68	29,79	—
21	—		3,400	150	3200	4,25	0,29	10,29	13,60	0,92	33,02	
22	—		3,400	500	2200	3,85	0,38	13,07	8,47	0,83	28,75	Urée 5,187 Résidus fixes 14,60 Sels minéraux fixes 11,12 Matières organiques 3,43 Soufre total 0,216 Azote total 5,19 Acide urique 0,276
23	—	14k400	3,400	150	2200	4,92	0,28	12,72	10,82	0,61	27,98	
24	—		3,400	100	2300	4,65	0,20	13,76	10,69	0,57	31,64	
25	—		3,400	100	1900	4,25	0,25	14,62	8,27	0,38	27,77	Urée 5,05 Résidus fixes 16,60 Sels minéraux fixes 12,80 Matières organiques 3,80 Soufre total 0,244 Azote total 5,5 Acide urique 0,202
26	—		3,400	200	2500	4,52	0,22	14,27	11,30	0,70	35,67	
27	—		3,400	200	2400	5,85	0,32	12,72	14,04	0,76	30,52	
28	—		3,400	200	2200	3,99	0,33	12,55	8,77	0,72	27,61	
29	—		3,400	500	2300	5,32	0,28	13,41	12,23	0,64	30,84	Urée 5,32 Résidus fixes 15,52 Sels minéraux fixes 11,76 Matières organiques 3,76 Soufre total 0,229 Azote total 5,5 Acide urique 0,198
30	—		3,400	100	3400	5,45	0,30	12,55	13,08	0,72	30,12	
31	—		3,400	150	2000	5,32	0,38	12,90	10,64	0,76	25,80	
1er avril			3,400	200	1300	6,11	0,45	14,62	7,94	0,58	19,00	Urée 4,60 Résidus fixes 15,28 Sels minéraux fixes 12,02 Matières organiques 3,26 Soufre total 0,232 Azote total 4,7 Acide urique 0,197
2	—	10	3,400	200	2300	4,25	0,33	12,55	9,77	0,75	28,86	
3	—	10	3,400	200	2400	5,32	0,23	10,14	13,30	0,57	25,25	
4	—	10	3,400	100	2400	3,59	0,25	12,38	8,61	0,60	29,71	
5	—	10	3,400	500	2400	3,99	0,19	12,38	9,57	0,45	29,71	Urée 3,724 Résidus fixes 15,10 Sels minéraux fixes 11,36 Matières organiques 3,74 Soufre total 0,134 Azote total 4,14 Acide urique 0,075
6	—	10	3,400	150	1300	4,12	0,25	12,21	5,35	0,32	15,87	

DATES	POIDS	DOSE administrée	ALIMENTATION en 24 h. — Soupe	Boisson	VOL. D'URINE en 24 h.	URÉE par litre	F² C⁵ par litre	Na Cl par litre	URÉE en 24 h.	F² C⁵ en 24 h.	Na Cl en 24 h.	OBSERVATIONS
		c. c.	kil.		c. c.							
7 avril 1906			3,400	200	2,600	5,32	0,30	13,68	13,83	0,78	35,56	
8 —			3,400	150	1,900	4,52	0,34	13,07	8,58	0,64	24,83	
9 —	15ᵏ000	10	3,400	200	2,300	4,52	0,29	13,41	10,39	0,66	30,04	Urée.............. 4,25 Résidus fixes....... 15,22 Sels minéraux fixes. 12,26 Matières organiques. 2,96 Soufre total........ 0,208 Azote total......... 4,5 Acide urique........ 0,112
10 —		10	3,400	300	2,200	5,32	0,30	12,04	11,70	0,66	26,48	
11 —		10	3,400	300	1,800	3,85	0,26	12,04	6,93	0,46	21,67	
12 —		10	3,200	200	2,200	5,85	0,29	16,85	12,87	0,63	37,07	
13 —		10	3,400	200	2,000	5,32	0,33	12,90	10,64	0,66	25,80	Urée.............. 4,65 Résidus fixes....... 15,08 Sels minéraux fixes. 11,46 Matières organiques. 3,62 Soufre total........ 0,145 Azote total......... 5,05 Acide urique........ 0,119
14 —			3,400	150	1,500	6,91	0,46	15,13	10,36	0,69	22,69	
15 —			3,400	200	1,700	8,24	0,51	13,41	14,00	0,86	22,79	
16 —			3,400	100	1,700	7,98	0,46	14,10	13,56	0,79	23,97	
17 —		10	3,400	400	1,800	6,65	0,36	10,49	11,97	0,64	18,88	Urée.............. 5,98 Résidus fixes....... 11,70 Sels minéraux fixes. 8,38 Matières organiques. 3,32 Soufre total........ 0,293 Azote total......... 6,04 Acide urique........ 0,072
18 —		10	3,400	300	1,800	5,58	0,43	13,41	10,04	0,77	24,13	
19 —	15ᵏ000	10	3,400	100	1,200	4,78	0,24	12,72	5,73	0,28	15,26	
20 —			3,400	200	2,400	4,65	0,28	14,10	11,16	0,67	33,84	Urée.............. 4,655 Résidus fixes....... 15,62 Sels minéraux fixes. 12,72 Matières organiques. 2,90 Soufre total........ 0,195 Azote total......... 5,1 Acide urique........ 0,084
21 —		10	3,400	150	2,100	4,65	0,24	12,55	3,96	0,50	26,35	
22			3,200	200	1,500	5,18	0,28	13,07	9,32	0,50	23,52	

DATES	POIDS	DOSE administrée	ALIMENTATION en 24 h. — Soupe	Boisson	VOL. D'URINE en 24 h.	URÉE par litre	F² C⁵ par litre	Na Cl par litre	URÉE en 24 h.	F² C⁵ en 24 h.	Na Cl en 24 h.	OBSERVATIONS
23 —			3,300	150	2,300	5,58	0,28	10,14	12,83	0,50	23,32	Urée.............. 5,965 Résidus fixes....... 14,10 Sels minéraux fixes. 8,02 Matières organiques. 3,08 Soufre total........ 0,222 Azote total......... 6,1 Acide urique........ 0,144
24 —		10	3,000	100	2,200	3,59	0,25	8,60	7,89	0,55	18,92	
25 —	15ᵏ500	10	3,200	100	2,100	4,78	0,28	10,83	10,03	0,58	22,74	
26 —		10	3,400	100	2,400	4,38	0,26	11,69	10,51	0,62	28,05	
27 —		10	3,300	100	2,700	4,65	0,30	10,32	12,55	0,81	27,87	Urée.............. 4,655 Résidus fixes....... 14,10 Sels minéraux fixes. 10,56 Matières organiques. 3,54 Soufre total........ 0,189 Azote total......... 5,5 Acide urique........ 0,097
28 —			3,200	100	2,300	4,38	0,28	11,18	10,07	0,64	25,71	
29 —			3,400	150	1,900	5,18	0,28	11,86	9,84	0,53	22,53	
30 —			2,800	150	1,600	6,51	0,35	14,62	10,56	0,56	23,39	Urée.............. 6,517 Résidus fixes....... 18,52 Sels minéraux fixes. 13,68 Matières organiques. 4,84 Soufre total........ 0,211 Azote total......... 6,07 Acide urique........ 0,105
1ᵉʳ mai			3,400	100	2,400	4,38	0,27	12,04	10,51	0,64	28,89	
2 —			1,850	100	1,500	5,71	0,32	17,20	8,56	0,48	25,80	
3 —			3,000	200	1,900	7,18	0,28	12,38	13,64	0,53	23,52	
4 —			3,400	100	2,100	6,23	0,35	14,96	13,12	0,73	31,41	Urée.............. 6,418 Résidus fixes....... 16,26 Sels minéraux fixes. 12,52 Matières organiques. 3,74 Soufre total........ 0,233 Azote total......... 6,4 Acide urique........ 0,048
5 —			3,300	100	2,000	5,98	0,34	15,83	11,96	0,68	31,66	
6 —			3,000	250	1,500	6,38	0,18	17,54	9,57	0,27	26,31	
7 —			3,300	200	1,400	10,24	0,63	20,46	14,[illegible]	0,88	28,64	
8 —	15ᵏ000		3,200	100	1,300	6,38	0,29	16,16	8,29	0,37	21,00	Urée.............. 5,719 Résidus fixes....... 16,68 Sels minéraux fixes. 13,64 Matières organiques. 3,04 Soufre total........ 0,246 Azote total......... 5,9 Acide urique........ 0,099
9 —			3,400	100	1,600	6,38	0,23	12,38	10,20	0,36	19,80	
10 —			1,850	200	900	5,38	0,31	8,08	3,02	0,27	7,27	

ACTION SUR LA NUTRITION

HÉMOPLASE

Chien n° 42. — TÉMOIN

Variation des éléments de l'urine.

DATES	POIDS	DOSE administré	ALIMENTATION en 24 h. Soupe	Boisson	VOL. D'URINE en 24 h.	URÉE par litre	$F^2 C^5$ par litre	Na Cl par litre	URÉE en 24 h.	$F^2 C^5$ en 24 h.	Na Cl par litre	OBSERVATIONS
	kil.	c.c.	kil.		c.c.							
3 mars 1906	18k000		3,200	100	1900	6,38	0,38	14,79	12,12	0,72	28,10	
4 —			3,500	100	1600	8,51	0,34	15,48	13,61	0,54	23,76	
5 —			3,500	100	1500	8,24	0,39	17,20	12,00	0,58	25,80	
6 —			3,400	150	2300	4,25	0,31	13,41	9,77	0,71	30,84	
7 —			3,500	100	300	7,18	0,39	13,76	2,15	0,11	4,12	
8 —			3,500	100	1300	7,31	0,38	15,82	9,50	0,49	20,57	
9 —			3,200	100	2100	6,65	0,22	14,27	13,96	0,46	29,96	
10 —			3,000	150	800	9,17	0,63	14,62	7,33	0,50	11,69	
11 —			3,000	100	1000	10,10	0,73	13,76	10,10	0,73	13,76	
12 —			3,300	100	1900	7,44	0,64	12,55	14,13	0,21	23,84	
13 —			3,100	150	2100	5,18	0,19	12,04	10,87	0,39	25,28	
14 —			3,400	100	1800	8,51	0,42	5,84	15,31	0,75	10,51	
15 —	18k000		3,000	150	2200	7,31	0,40	12,04	16,08	0,88	26,48	
16 —			3,400	100	1300	7,98	0,42	7,91	10,37	0,54	10,28	
17 —			3,400	150	1500	7,84	0,38	10,66	10,19	0,49	13,85	
18 —			3,200	100	2300	6,65	0,25	9,97	15,29	0,57	22,93	Urée............ 8,510 Résidus fixes....... 20,50 Sels minéraux fixes. 13,30 Matières organiques. 7, Soufre total......... 0,280 Azote total (en urée). 9,6 Acide urique........ 0,268
19 —			3,000	100	1700	7,44	0,34	14,10	12,64	0,57	23,97	
20 —			2,900	100	2400	6,65	0,49	15,13	15,96	1,17	36,31	
21 —			3,300	100	1200	9,97	0,79	15,48	11,43	0,94	19,57	Urée............ 10,241 Résidus fixes....... 25,82 Sels minéraux fixes. 13,56 Matières organiques. 12,26 Soufre total......... 0,299 Azote total (en urée). 10,5 Acide urique........ 0,300
22 —	18k000		3,000	100	1700	7,31	0,53	13,68	12,43	0,90	23,25	
23 —			3,200	100	2000	7,98	0,41	13,76	15,96	0,82	27,52	
24 —			3,400	150	2100	6,65	0,38	14,10	13,96	0,79	29,61	
25 —			3,400	150	1800	7,31	0,35	13,68	13,17	0,63	24,62	Urée............ 7,58 Résidus fixes....... 20,22 Sels minéraux fixes. 12,84 Matières organiques. 7,38 Soufre total......... 0,304 Azote total (en urée). 8,3 Acide urique........ 0,214
26 —			3,400	100	1700	8,24	0,39	17,71	14,00	0,66	30,10	
27 —			3,400	150	1300	9,04	0,39	15,13	11,75	0,76	19,06	
28 —			3,400	100	2200	7,04	0,34	13,76	15,48	0,74	30,27	Urée............ 6,251 Résidus fixes....... 19,60 Sels minéraux fixes. 13,34 Matières organiques. 6,26 Soufre total......... 0,285 Azote total (en urée). 6,6 Acide urique........ 0,307
29 —			3,400	200	1600	7,98	0,24	15,48	12,76	0,38	25,76	
30 —			2,850	150	1700	9,04	0,27	14,79	15,36	0,45	25,14	
31 —			2,900	100	2100	6,65	0,36	13,76	15,96	0,75	28,89	
1ᵉʳ avril			3,000	150	1900	7,31	0,24	13,68	13,88	0,45	25,99	Urée............ 6,99 Résidus fixes....... 19,24 Sels minéraux fixes. 12,76 Matières organiques. 6,48 Soufre total......... 0,232 Azote total (en urée). 7,2 Acide urique........ 0,208
2 —	16k000		3,400	150	1000	9,04	0,23	14,96	9,04	0,23	14,96	
3 —			3,000	100	1100	10,64	0,45	12,55	13,80	0,49	13,80	Urée............ 9,775 Résidus fixes....... 19,94 Sels minéraux fixes. 12,20 Matières organiques. 7,74 Soufre total......... 0,390 Azote total......... 9,8 Acide urique........ 0,198
4 —			1,800	200	1300	7,98	0,34	15,13	10,37	0,44	19,66	
5 —			2,000	200	1400	6,91	0,28	19,26	9,67	0,39	26,96	
6 —			2,500	150	1000	6,11	0,38	17,20	6,11	0,38	17,20	
7 —			3,000	150	2000	5,18	0,28	16,34	10,36	0,56	32,68	
8 —			3,500	150	1500	5,58	0,20	14,27	8,37	0,30	21,40	Urée............ 4,2 Résidus fixes....... 16,16 Sels minéraux fixes. 12, Matières organiques. 4,16 Soufre total......... 0,200 Azote total......... 4,59 Acide urique....... 0,062

DATES	POIDS	DOSE administrée (c. c.)	Soupe (kil.)	Boisson	VOL. D'URINE en 24 h. (c. c.)	URÉE par litre	Ph^2O^5 par litre	Na Cl par litre	URÉE en 24 h.	Ph^2O^5 en 24 h.	Na Cl en 24 h.	OBSERVATIONS
9 avril 1905	18k000		3,000	100	1800	6,11	0,21	16,68	10,99	0,37	30,02	
10 —			2,000	150	1400	5,98	0,22	16,85	8,27	0,30	23,59	
11 —			2,100	150	900	8,37	0,42	14,79	7,53	0,37	13,31	Urée.............. 7,581 Résidus fixes....... 17,38 Sels minéraux fixes. 11,56 Matières organiques. 5,82 Soufre total........ 0,227 Azote total......... 7,8 Acide urique........ 0,098
12 —			2,500	100	1100	12,36	0,44	18,80	13,59	0,48	20,24	
13 —			2,900	100	1500	7,18	0,28	15,48	10,77	0,42	23,22	
14 —			2,800	100	URINES RENVERSÉES							
15 —			2,800	100	700	4,65	0,28	17,20	3,25	0,19	24,76	Urée.............. 8,645 Résidus fixes....... 25,34 Sels minéraux fixes. 14,10 Matières organiques. 2,24 Soufre total........ 0,384 Azote total......... 8,7 Acide urique........ 0,112
16 —			3,000	150	2100	8,24	0,28	16,34	17,20	0,58	34,31	
17 —			2,000	150	1800	8,64	0,30	11,86	15,55	0,54	21,34	
18 —			3,000	200	1500	5,98	0,25	14,27	8,97	0,37	21,40	
19 —	17k000		2,650	200	1900	4,65	0,22	12,04	8,83	0,41	22,87	Urée.............. 3,225 Résidus fixes....... 14,30 Sels minéraux fixes. 10,62 Matières organiques. 3,68 Soufre total........ 0,195 Azote total......... 4,62 Acide urique........ 0,058
20 —			2,500	150	1800	5,32	0,25	13,76	9,57	0,45	24,76	
21 —			3,000	100	2100	5,05	0,23	13,41	10,60	0,48	28,16	
22 —			2,900	150	1900	5,58	0,21	12,90	10,60	0,39	24,51	Urée.............. 3,325 Résidus fixes....... 15,62 Sels minéraux fixes. 11,40 Matières organiques. 4,22 Soufre total........ 0,235 Azote total......... 4,4 Acide urique........ 0,105
23 —			3,200	100	1900	6,38	0,24	9,97	12,12	0,45	19,94	
24 —			3,200	100	1800	6,11	0,29	12,55	10,99	0,42	22,59	
25 —	16k500		3,400	100	1,700	7,58	0,33	12,38	12,88	0,56	21,04	Urée.............. 0,910 Résidus fixes....... 20,50 Sels minéraux fixes. 11,08 Matières organiques. 9,42 Soufre total........ 0,354 Azote total......... 7,1 Acide urique........ 0,079
26 —			3,200	100	2,500	5,71	0,32	13,68	14,27	0,86	34,10	
27 —			3,400	100	1,200	5,05	0,28	8,60	6,06	0,33	10,32	
28 —			3,000	100	1,400	5,32	0,33	11,18	7,45	0,46	15,65	
29 —			3,000	100	2,100	5,98	0,35	13,41	12,55	0,73	28,16	Urée.............. 5,32 Résidus fixes....... 16,88 Sels minéraux fixes. 12,32 Matières organiques. 4,56 Soufre total........ 0,276 Azote total......... 6, Acide urique........ 0,002
30 —			2,500	100	1,800	6,78	0,29	14,27	12,20	0,52	26,28	
1er mai			2,500	50	2,000	5,32	0,28	11,86	10,64	0,56	23,72	
2 —			1,850	100	1,200	5,58	0,22	14,62	6,69	0,26	17,54	Urée.............. 6,254 Résidus fixes....... 20,74 Sels minéraux fixes. 14,40 Matières organiques. 6,34 Soufre total........ 0,324 Azote total......... 6,6 Acide urique........ 0,135
3 —			2,400	100	1,100	11,70	0,36	14,10	12,87	0,39	15,51	
4 —			2,000	150	700	12,36	0,59	18,92	8,65	0,41	13,24	
5 —			3,200	100	800	6,38	0,51	15,48	5,10	0,40	11,88	
6 —			3,000	100	1,200	7,84	0,55	16,85	9,40	0,66	20,22	Urée.............. 4,65 Résidus fixes....... 19,26 Sels minéraux fixes. 13,26 Matières organiques. 6, Soufre total........ 0,433 Azote total......... 4,75 Acide urique........ 0,147
7 —			2,800	100	1,800	4,25	0,27	15,83	7,65	0,48	28,49	
8 —			3,100	100	1,600	5,32	0,21	16,51	8,51	0,33	26,41	
9 —			3,300	100	2,100	4,92	0,16	11,86	10,33	0,33	24,90	
10 —			2,000	100	1,500	5,32	0,27	14,96	7,98	0,40	22,44	Urée.............. 3,857 Résidus fixes....... 7,14 Sels minéraux fixes. 3,78 Matières organiques. 3,36 Soufre total........ 0,121 Azote total......... 4, Acide urique........ 0,075

Dans les cas où on a pu déterminer la mort de l'animal par l'injection de grandes quantités d'hémoplase (il faut toujours injecter au moins 90 à 100 cc. d'extrait par kilogramme de poids vif), on a observé comme phénomènes préagoniques quelques mouvements de défense accompagnés de cris, puis la disparition des réflexes, et enfin l'arrêt respiratoire, précédant l'arrêt cardiaque. L'autopsie ne révèle pas d'autres particularités que la présence des éléments du liquide injecté dans le péritoine et dans la vessie.

Lorsque les animaux avaient résisté à l'administration de ces doses élevées, il ne présentaient dans la suite aucun trouble susceptible d'être signalé.

Administrée tous les deux jours à doses variables, par voie sous-cutanée, chez le chien, l'hémoplase n'a pas paru modifier les proportions des éléments principaux de l'urine. Même à doses massives, le produit ne semble exercer aucune action sur le rein. Cela ressort des nombreuses expériences pratiquées par le docteur Chevrolier sur le chien; nous nous contenterons d'en publier une, qui, d'ailleurs, résume à elle seule toutes les autres.

Action générale. — En injections intramusculaires ou sous-cutanées, chez le cobaye, le chien et le lapin, l'hémoplase n'a jamais déterminé d'autres phénomènes généraux qu'une légère élévation de température (de quelques dixièmes de degré), le soir de l'injection, quelle que soit d'ailleurs la quantité de liquide injecté.

Action locale. — Localement, l'extrait est absorbé facilement sans provoquer jamais ni induration, ni abcès, à condition, bien entendu, que toutes les précautions d'asepsie parfaite soient prises.

De l'emploi des milieux à l'hémoplase, comme milieux sanglants en bactériologie. — L'importance considérable prise récemment en bactériologie par les milieux de culture à base de sang, a porté M. le docteur Georges Rosenthal à se servir de l'hémoplase dans ce but. La communication suivante, qu'il fit à la Société de Biologie, le 23 juin 1900, montre les résultats qu'il a obtenus :

« Malgré la nécessité absolue d'utiliser des milieux spéciaux pour faire les séparations complètes des germes, bien que l'emploi de gélose ordinaire ne puisse permettre de retrouver des microbes de grande importance comme le coccobacille de Pfeiffer, le méningocoque de Weichselbaum, etc., il est étonnant de voir le petit nombre de bactériologues qui utilisent les milieux additionnés de sérum et de sang. C'est que cette technique est délicate, et la filtration de solution d'hémoglobine du commerce que nous avons indiquée, aussi bien que la préparation de la gélose, sang de Bezançon-Griffon, reste une manœuvre délicate. Aussi croyons-nous utile d'indiquer, d'une façon sommaire, dans une première communication, comment cette question de l'emploi indispensable des milieux sanglants se trouve solutionnée par l'utilisation des plasmas sanguins.

« L'hémoplase s'utilise comme milieu liquide et additionné à la gélose comme milieu solide. Il est facile de l'aspirer à la pipette dans les ampoules ouvertes :

« Pour les cultures liquides, nous nous servons, soit d'hémoplase pure en colonne de 5 à 6 centimètres pour

les cultures aérobies, ou en colonne de 12 à 15 centimètres de hauteur, avec ou sans bague de lanoline, etc...
Additionnée au tiers au bouillon ou à l'eau peptonée
hydrate de carbone, elle forme dans les tubes ordinaires
ou dans les tubes profonds un milieu riche où les bactéries pullulent rapidement. La proportion d'hémoplase
doit varier avec les indications.

« Pour les cultures solides, on peut mélanger l'hémoplase à la gélatine préalablement fondue à l'étuve à 37°
par exemple. On obtient ainsi des tubes de gélatine-
hémoplase, soit inclinées, soit en culot, ou en tubes de
Liborius.

« De même, la gélose-hémoplase peut se préparer par
addition à un tube ordinaire de gélose inclinée d'une
petite quantité d'hémoplase dont le tube gardé incliné
s'imbibe en vingt-quatre heures, ou par incorporation
à un tube de gélose d'abord liquéfié, puis refroidi, de
façon à imiter le procédé Bezançon-Griffon.

« On conçoit combien il est facile, au moment d'une
séparation de germes, d'additionner les tubes de gélose
profonde d'une certaine quantité d'hémoplase. Nous
n'insistons pas sur la pomme de terre hémoplase, gélose
au lait hémoplase, etc...

« Les cultures sur milieux à l'hémoplase ont les avantages des milieux sanglants, sans donner les difficultés
des anciens procédés. Etant donné que les différents microbes qui exigent pour se développer la présence de
sérum ou d'ascite poussent parfaitement sur milieux
sanglants, ils permettent d'obtenir, *sans difficulté de
technique*, une séparation rigoureuse et complète des
germes.

« De plus, ils offrent, au point de vue de la vitalité des germes, des caractères des colonies, certaines particularités que nous aurons à préciser ou à décrire. »

Action comparative de l'hémoplase et de l'oxalate de fer chez le chien. — Etant donnée la présence d'hémoglobine dans l'extrait protoplasmique des globules sanguins, le docteur Chevrotier étudia l'action de l'oxalate de fer dans les mêmes conditions. Voici la description de ces expériences :

Le 7 mars 1906, trois chiens (n°ˢ 32, 34 et 23), sont saignés de 1 p. 45 de leur poids.

Le chien n° 32 sert de témoin.

Le chien n° 34 recevra tous les jours, à partir de la saignée, un gramme d'oxalate de fer, mêlé à la soupe.

Le chien n° 23 recevra tous les jours 10 cc. d'hémoplase en injection sous-cutanée.

Les chiffres du tableau suivant sont suggestifs et montrent suffisamment, sans qu'il soit besoin d'insister, l'action reconstituante de l'hémoplase dans les cas d'anémie, et sa supériorité sur l'oxalate de fer, c'est-à-dire sur l'un des ferrugineux les plus actifs et les plus employés en thérapeutique. Alors qu'à la fin de l'expérience, le chien témoin avait perdu près de 3 kilogrammes, et le chien traité par l'oxalate de fer 1 kilogramme, celui qui avait reçu les injections d'hémoplase voyait son poids, un instant diminué, redevenir bientôt ce qu'il était avant la saignée, et même, en fin de compte, le dépasser de 400 grammes. Il semble en outre que l'action stimulante se soit continuée après la cessation du traitement hémoplasique, puisque la courbe du poids poursuit sa marche ascen-

TÉMOIN	OXALATE DE FER	HÉMOPLASE
7 mars Chien n° 32 Poids . . . . . . 21 kil. Retiré 460 cc. de sang.	7 mars Chien n° 34 Poids. . . . . . . 18 kil. Retiré 400 cc. de sang. Addition de 0 gr. 50 d'oxalate de fer dans la soupe du soir.	7 mars Chien n° 23 Poids. . . . . . . 23 kil. Retiré 500 cc. de sang. Injection sous-cutanée de 10 cc. hémoplase.
10 mars Poids 17 k. 15 — — 18 k. 27 — — 18 k. 400 5 avril — 18 k. 100 9 — — 18 k. 300 13 — — 18 k. 200 19 — — 18 k. 300 25 — — 18 k. 200	8 mars Addition de 1 gr. de fer dans la soupe. 10 — Poids 16 kil. 15 — — 16 kil. 27 — — 17 kil. 5 avril — 17 kil. Tous les jours, 1 gr. d'oxale de fer. 9 avril Poids 17 kil.	8 mars Injection sous-cut. de 10 cc. hémoplase. 10 — Poids 21 k. 15 — — 21 k. 500 27 — — 22 k. 5 avril — 22 k. 500 Tous les jours, une injection de 10 cc. hémoplase. 9 avril Poids 23 k. 400
	À partir du 13 avril ces deux chiens ne reçoivent plus rien.	
	13 avril Poids 16 k. 900 L'animal a reçu 31 fois 1 gr. L'animal a reçu 6 fois 0 gr. 50. 19 avril Poids 16 k. 800 25 — — 17 k.	13 avril Poids 23 k. 500 Le chien a reçu 32 injections de 10 cc. d'hémoplase à chacune. 19 avril Poids 23 k. 300 25 — — 24 k.

dante, alors que le poids du chien à qui l'on a donné
de l'oxalate de fer reste stationnaire.

Comme l'a fort bien fait remarquer M. Chevalier (1),
l'hémoplase représente, au point de vue pharmacologi-
que, la seule préparation de fer injectable, en raison de
l'hémoglobine qu'elle contient. « Dans cette préparation, l'hémoglobine est contenue à un état tel qu'elle est
facilement absorbée par le globule rouge et non éliminée en nature par le rein, comme les autres préparations
ferrugineuses qui ont été utilisées par cette voie.

« Ces dernières, lors de leur élimination, irritent profondément la glande, et amènent facilement de l'hémoglobinurie avec albuminurie. Rien de semblable ne se
produit avec l'hémoplase : aussi cette préparation est-
elle appelée à rendre de grands services dans les cas de
chlorose et d'anémie, et spécialement dans les cas d'anémie suite d'hémorragies ou d'hémophilie. La richesse
en hémoglobine du globule sanguin, dans ces cas, s'accroît, comme nous avons pu le constater, et augmente
la valeur respiratoire des globules restants. »

Action sur les cobayes tuberculeux. — En se basant
sur ce fait que l'hémoplase avait été empruntée à des
animaux qui sont normalement plus ou moins réfractaires à la tuberculose, on a administré le produit à des
cobayes préalablement tuberculisés par une injection de
cultures très actives de bacilles de Koch.

Alors que les témoins sont tous morts dans le délai de
cinq mois environ, les animaux traités ont nettement ré-

---

(1) Communication à la Société de thérapeutique de Paris,
13 décembre 1905.

sisté à l'infection tuberculeuse, sous l'influence de l'extrait protoplasmique, et ont eu une survie de plusieurs mois.

L'expérience a porté sur 25 cobayes, tuberculisés le 5 mars 1905, et répartis en 5 lots :

Le 1er lot, témoin : morts le cinquième mois après la tuberculisation.

Le 2e lot reçoit tous les jours, pendant deux mois, une injection sous-cutanée de 1 cc. (pour la masse), d'hémoplase. Morts au bout de six mois, six mois et demi. Deux survivent.

Le 3e lot reçoit tous les jours, pendant deux mois, une injection sous-cutanée de 2 cc. pour la masse. Morts au bout de six mois, six mois et demi.

Le 4e lot reçoit tous les jours, pendant deux mois, une injection sous-cutanée de 1 cc. pour la masse. Morts au bout de sept mois, huit mois. Une survie.

Le cinquième lot reçoit tous les jours, pendant deux mois, une injection sous-cutanée de 2 cc. pour la masse. Morts au bout de cinq mois et demi et six mois et demi. Une survie.

Ainsi, les résultats sont très nets. A quoi attribuer cette action de l'hémoplase ? S'agit-il là d'une action spécifique, et faut-il voir dans l'hémoplase un produit nettement antituberculeux ? On pourrait le croire d'après les résultats obtenus dans les expériences précédentes. Mais il suffit de se reporter à l'exposé de la méthode plasmothérapique pour se rendre compte que l'hémoplase normale agit d'une façon indirecte sur la tuberculose, grâce à ses propriétés antitoxiques et toni-nutritives. L'âne et le mouton, qui fournissent le sang nécessaire à la fabrication de l'hémoplase, ne sont que relativement réfractaires à la bacillose; mais les globules de leur sang possèdent, en plus des éléments albuminoïdes nutritifs, des éléments de défense organique capables d'exercer une véritable action antitoxique générale.

Il ne s'agit donc pas d'un agent antituberculeux, d'une substance antagoniste de la toxine du bacille de Koch ou de ce bacille lui-même. Cette action est réservée, logiquement, à l'hémoplase provenant du sang d'animaux immunisés contre la tuberculose.

Toutes les expériences qui ont été faites, toutes les propriétés dont nous venons de parler, s'appliquent à l'hémoplase liquide.

Le même produit a pu être obtenu à l'état sec, sous forme de poudre possédant des propriétés identiques. Nous avons dit plus haut quelle était sa teneur en hémoglobine. Nous ne voulons pas nous étendre davantage sur un produit dont nous n'avons aucune expérience personnelle.

En résumé, l'hémoplase, par sa constitution même, semble devoir agir favorablement sur tous les états de déchéance organique, à quelque cause qu'ils se rattachent. Avant de montrer que l'observation clinique est d'accord aussi bien avec les vues purement théoriques que nous avons exposées, qu'avec les expériences de laboratoire, nous voulons passer en revue les différents procédés d'utilisation thérapeutique du sang, et faire ressortir par cette comparaison tous les avantages de la plasmothérapie sanguine.

CHAPITRE IV

EXPOSÉ DES DIVERS PROCÉDÉS D'UTILISATION THÉRAPEUTIQUE DU SANG

L'idée d'utiliser le sang dans un but thérapeutique est très ancienne. Dès la plus haute antiquité, le sang attira l'attention de ceux qui étudièrent les phénomènes biologiques, et c'est en lui que les anciens plaçaient la source même de la vie : *anima omnis carnis in sanguine est.* (*Biblia sacra vulgatæ editionis, Leviticus VII*). La littérature grecque ou latine, en de nombreuses pages, nous apporte le témoignage de faits prouvant qu'on tirait parti du sang dans la cure de différentes affections. Nous trouvons déjà dans Homère la preuve que le sang était utilisé comme aliment: Pline, de son côté, rapporte que les épileptiques descendaient dans l'arène, après les combats, pour y boire le sang encore chaud des gladiateurs qui avaient succombé : *sanguinem quoque gladiatorum bibunt, ut viventibus poculis, comitiales morbi.* (*Hist. Mundi, Basil., L. XXVIII, Cap. I.*) Le même auteur nous apprend que de nombreuses personnes utilisent le sang soit comme aliment, soit comme remède, dans les diverses affections intestinales : *utuntur ad utrumque vitium et coagulo hedi in vino myrtite, magni-*

ludine fabæ poto : et sanguinem ejusdem in cibum for-
mato quem sanguiculum vocant. (Pline l'Ancien, *Hist.*
natur., XXVIII, 14, 58.) Le sang de lièvre était, parait-
il, particulièrement recommandé dans les diarrhées
rebelles.

De nos jours encore, nombre de phtisiques fréquen-
tent les abattoirs, où ils boivent chaque matin, à jeun,
un ou deux verres du sang chaud des animaux qui viennent d'être tués. Malgré les faits concluants rapportés
par Bermond (*De l'action thérapeutique du sang dans la
phtisie pulmonaire, Journ. de Thérap.*, 10 oct. 1881,
n° 19, p. 725), Dujardin-Beaumetz repousse cette médication en s'appuyant sur les expériences de Magendie et
de Payen, qui ont montré que le sang administré aux
animaux ne pouvait suffire à leur nutrition.

La découverte de la circulation du sang par Har-
vey (1628), et des globules sanguins par Swammerdam
et Leuwenhœck (1674), suscita un nombre considérable
de travaux d'hématologie. En même temps que ces études faisaient mieux connaître la constitution du sang, on
cherchait à l'employer d'une façon plus précise dans le
traitement de certaines maladies. Nous ne nous arrête-
rons pas longuement aux multiples préparations qui, de
nos jours, se sont ingéniées à utiliser par la voie stomacale certains éléments extraits du sang. Songeant à tirer
parti du fer des globules sanguins dans les cas de chlorose, certains expérimentateurs ont préconisé les préparations sèches et pulvérisées du sang (Guerder, *Bulletin
de Thérap.*, 1883). Guerder insiste en outre sur les avantages de la poudre de sang de bœuf dans l'alimentation
par gavage. Paul Bert et Regnard, avec de la poudre de

sang desséché (hémopulvine), cherchent à remplacer les
poudres de viande, qui, elles-mêmes, d'après Dujardin-
Beaumetz, seraient supérieures à la viande crue, dont
l'usage, d'ailleurs, dans la cure de certaines maladies,
peut être rapproché de ces moyens thérapeutiques; le
professeur Fuster, de Montpellier, ne soutenait-il pas
qu'un mélange d'alcool et de viandre crue était un traitement spécifique de la phtisie ? Les expériences de
Richet et Héricourt ont apporté des preuves à l'appui de
cette thèse évidemment exagérée. Ayant remarqué que
des chiens rendus tuberculeux meurent rarement s'ils
sont nourris avec de la viande crue, ils attribuèrent ce
résultat au plasma musculaire qui, d'après eux, renfer-
merait un élément antitoxique actif capable de combattre l'intoxication tuberculeuse. Nous croyons, avec quelques auteurs, que l'élément actif de la viande crue n'est
autre que le sang, cette « chair coulante » dont parle
Bordeu, et que, par suite, cette méthode thérapeutique
est justiciable des mêmes reproches que nous allons
adresser à des procédés analogues. La « conserve de
Damas », de Trousseau, le « potage au tapioca médi-
cinal », de Laborde, et toutes les autres préparations de
ce genre, n'ont qu'une valeur relative, bien établie par
l'expérience, commune du reste à la plupart de celles
qui sont absorbées par la voie stomacale. Nous en dirons
de même des diverses hémoglobines du commerce, des
sucs de viande, des saucisses de sang, qui ne peuvent
éviter les désintégrations, dues aux sécrétions gastro-
intestinales. De plus, abstraction faite des éléments toni-
nutritifs (et dans une certaine mesure seulement), aucune de ces préparations ne saurait songer à utiliser les

éléments diastasiques, les éléments naturels de défense
organique contenus dans le sang, si intéressants cependant, sur lesquels, à notre époque, ont été fondées les
plus sérieuses espérances.

Pour mettre efficacement en œuvre ces principes, il
est de toute nécessité de recueillir d'abord le liquide sanguin sous certaines conditions, assurant la conservation
intégrale de ses éléments; de l'administrer ensuite en
évitant les désintégrations qu'imposent nécessairement
à ces mêmes éléments les sécrétions gastro-intestinales.
La seule voie d'administration capable de répondre à
ces desiderata est la voie sous-cutanée.

Ce moyen est employé par les méthodes sérothérapiques sur lesquelles nous nous sommes déjà expliqué. Il
est également utilisé par deux sortes d'autres procédés
sur lesquels nous nous étendrons plus longuement, à
cause des rapports plus étroits qu'ils offrent avec la plasmothérapie sanguine : les méthodes de transfusion et
d'injection de sang dans l'organisme.

La transfusion du sang serait, à en croire certains
auteurs, d'origine fort ancienne. Mais Hayem n'accorde
qu'un crédit très limité à ces hypothèses. C'est au
XVᵉ siècle que l'on trouve les premiers vestiges de l'opération. On lit dans la vie de Jérôme Savanarole par Villari, qu'au pape Innocent VII, plongé dans une somnolence voisine de la mort, un médecin juif fit trois transfusions successives avec le sang de trois jeunes hommes
qui moururent (on attribua alors cet accident à l'entrée
de l'air dans les veines) ; le pape eut le même sort
(avril 1492). Ces premières tentatives furent renouvelées
plus d'un siècle après. En France, un religieux bénédic-

lin, Don Robert de Gabets, préconisa, en 1645, pour la « communication » du sang, un appareil composé de deux petits tuyaux en argent réunis par une petite bourse en cuir. Mais c'est Richard Lower, le premier (en 1666), qui fait connaître un procédé complet pour opérer la transfusion, d'artère à veine, chez le chien. King modifia le procédé et fit, toujours chez les animaux, la transfusion de veine à veine ; il pratiqua même la transfusion entre animaux d'espèces différentes. A la même époque, Denis de Montpellier fit pratiquer par Emmerez, avec du sang d'agneau, la transfusion chez un jeune homme atteint de fièvre avec stupeur (fièvre typhoïde ?) ; le malade guérit. Dès lors la transfusion jouit d'une grande vogue. En Italie (1668), elle est pratiquée d'homme à homme par Frascati, Riva et Manfredi. Mais il se produisit de tels abus que le Parlement dut interdir la pratique des « transfuseurs » par une ordonnance royale.

La transfusion tomba dans l'oubli ; elle en sortit de 1815 à 1830, grâce aux travaux de Hufeland, de Græfe, de Boer, et surtout de Blundell (qui conseille d'employer une seringue pour recueillir et injecter le sang) et de Bischoff. Voici, résumées, les conclusions de ces travaux :

1° Un animal réduit à un état voisin de la mort par une perte considérable de sang, peut être ramené à la vie par la transfusion. La quantité de sang nécessaire à cette transfusion est bien inférieure à celle que l'animal a perdue (Blundell, Bischoff).

2° Le sang artériel et le sang veineux ont tous deux la faculté de revivifier l'animal, mais le premier donne aux tissus la « faculté » d'agir, la « puissance » ; le second augmente l' « action » et met en œuvre cette puissance (Brown-Séquard).

3° Le sang d'un animal d'une classe, injecté à un animal d'une autre classe (mammifères et oiseaux), amène la mort comme s'il s'agissait d'un empoisonnement (Bischoff).

La transfusion doit donc être faite avec du sang d'animaux de la même classe et surtout de la même espèce. Albertoni montre, en effet, que le sang transfusé à un animal de la même espèce sert à former du sang nouveau (greffe sanguine).

Les accidents observés à la suite de la transfusion avec le sang des animaux suscitent d'autres travaux. Ponfick prétend que le sang étranger est immédiatement détruit et que les produits de cette destruction peuvent avoir une action toxique. Landois montre l'action dissolvante du sang des différents animaux lorsqu'on le transfuse d'une espèce à l'autre; il repousse la transfusion sur l'homme du sang animal à cause des obstructions emboliques qui résulteraient de l'agglutination des globules hétérogènes entre eux. Biel, de son côté, donne une explication chimique de l'action toxique de sang d'animaux d'espèces différentes. Aujourd'hui, la question paraît tranchée, et, malgré Oré, qui attribue à un manuel opératoire défectueux les accidents survenus dans la transfusion du sang d'agneau à l'homme (trop grande quantité de sang introduite, rapidité trop grande, etc.), il semble bien que la transfusion du sang d'animaux à l'homme doive être complètement abandonnée. Reste la transfusion du sang de l'homme à l'homme.

Ici, on se trouve en présence de deux méthodes, une première qui emploie le sang défibriné et la seconde qui utilise le sang complet, toutes deux ayant leurs partisans et leurs détracteurs. Magendie, saignant un animal et lui injectant son propre sang défibriné avait toujours observé des accidents mortels. Claude Bernard, Julien, Mittler, Roussel soutiennent aussi que le sang défibriné et battu perd ses propriétés vivifiantes, car il faut en injecter une plus grande quantité pour obtenir des succès ; ils lui reprochent, en outre, une perte de temps pendant l'opération, la possibilité d'une contamination durant la manipulation, etc. Au contraire, Worm-Muller, Casse, conseillent la défibrination comme rendant l'opération plus facile, l'oxygénation du sang plus prompte, et mettant à l'abri des embolies. Landois, de Christoforis affirment que le battage n'altère presque pas les globules sanguins.

Hayem, reprenant toutes ses expériences, fait la distinction suivante : avec le propre sang défibriné d'un animal survient rapidement la diminution des globules et des hématoblastes; avec le sang défibriné d'un animal de la même espèce, cette transfusion suractive le processus de rénovation sanguine chez le transfusé et l'on voit se produire un grand nombre d'hématoblastes. Hayem est donc partisan du sang défibriné.

Dujardin-Baumetz, au contraire, prétend qu'avec l'appareil de Roussel qui met à l'abri de l'air, la transfusion de sang complet est préférable, car le sang défibriné ne se greffe pas tandis qu'avec le sang complet, le chiffre des globules s'élève immédiatement après l'opération et se maintient les jours suivants.

Oré admet les deux méthodes, tout en donnant la préférence au sang complet. Pour lui, la fibrine est un principe qui n'est pas inutile et qu'il faut conserver si rien ne s'oppose à sa conservation ; d'autre part, il ne faut pas craindre la coagulation qui, chez l'homme, ne commence guère que vers la quatrième minute après la sortie du sang des vaisseaux, de sorte qu'on a le temps d'opérer. Ainsi les deux méthodes sont bonnes, mais la statistique des résultats est, jusqu'à présent, favorable au sang complet.

Oré semble parler sagement. Au milieu de tant d'opinions contraires, il est difficile de montrer plus de bon sens. Il nous a paru utile d'exposer toutes ces contradictions qui font ressortir les principales critiques que l'on peut opposer à l'une et à l'autre méthode. Cela nous dispensera d'insister trop longuement sur les accidents qu'on observe à la suite des transfusions.

L'appareil de Roussel permet, en vérité, d'éviter les plus graves de ces accidents, c'est-à-dire l'introduction de l'air dans les veines et la production d'embolies. Mais il en est d'autres que l'on ne peut éviter, même aujourd'hui, et dont la fréquence constitue par elle-même une grosse objection à l'application de la méthode : c'est la pénétration de petits corps étrangers solides ; ce sont les lésions de la veine dans laquelle on introduit les canules du transfuseur, de sorte que, malgré les perfectionnements d'Isotomin et de Welikig, on voit survenir des phlébites ; ou bien encore le sang, au lieu de pénétrer dans la veine, s'épanche dans le tissu cellulaire et produit des thromboses et des décollements quelquefois considérables ; enfin, à la suite de la transfusion, on observe toujours un accès de fièvre .caractérisé par un frisson analogue à celui des hémorragies internes graves, une élévation de la température (cinq dixièmes à un degré) et des sueurs abondantes.

De plus, les expériences décisives d'Hayem montrent nettement le résultat que l'on peut attendre de la transfusion, et prouvent qu'on a voulu demander à ce procédé beaucoup plus que ce qu'il pouvait fournir, espérant faire entrer en ligne de compte l'apport des éléments cellulaires, alors que toute l'action de la transfusion paraît se limiter à l'introduction par le sérum, dans le système vasculaire du transfusé, d'une certaine quantité de liquide isotonique.

Sans nous arrêter plus longtemps à l'étude de la transfusion, il est une objection essentielle que l'on ne peut manquer de lui faire : elle ne saurait, dans tous les cas, constituer qu'un traitement d'exception applicable dans des circonstances très rares ; elle ne saurait jamais en raison des difficultés et de la délicatesse de son mode opératoire, rester à la portée du praticien, ni devenir de pratique courante. Et on doit l'employer seulement « lorsque toutes les autres ressources thérapeutiques ont été épuisées ». (Dujardin-Baumetz, *Traité de Clin. Thér.*).

Nous aurons à lui adresser, en outre, un autre reproche qu'elle partage avec les différents procédés d'injection de sang que nous passerons brièvement en revue.

Dans le but d'éviter l'introduction de l'air dans les veines, ainsi que les autres accidents signalés plus haut, on a essayé d'injecter le sang dans le tissu cellulaire sous-cutané ; la résorption est alors lente et progressive.

Bien que Kreuznach ait obtenu, avec cette méthode, quelques résultats intéressants, on ne l'a pas suivi dans cette voie. Casse n'accorde aucune valeur thérapeutique à ces injections qui déterminèrent souvent des accidents locaux graves.

Obolinski, Nikolski, Bizzozero, Golgi, Hayem firent l'injection (avec du sang défibriné) dans la cavité péritonéale. Ils constatèrent une résorption rapide amenant une augmentation du nombre des hématies et de leur richesse en hémoglobine. Chez l'homme, ces injections intrapéritonéales ont fourni environ 50 p. 100 de succès. Toutefois, malgré ces résultats encourageants et la simplification notable du manuel opératoire par rapport à la transfusion vasculaire, ce procédé ne s'est pas non plus généralisé. C'est qu'en effet, son manuel opératoire est loin d'être encore suffisamment simple, et son application exempte de tout danger. On a signalé des cas nombreux de péritonite, dont les inconvénients, comme le fait fort justement remarquer Dujardin-Beaumetz, sont tout aussi graves que ceux de la phlébite.

D'autre part, ces divers procédés, bien que sélectionnant déjà dans la masse sanguine les éléments qu'ils utilisent, sont encore passibles, comme la transfusion vasculaire, du reproche d'employer un certain nombre d'éléments sanguins inutiles, voire même dangereux. Nous avons montré, à propos des méthodes sérothérapiques, que la masse liquide sanguine possédant une activité indirecte, son concours n'était pas indispensable pour l'utilisation des éléments diastasiques de défense organique. D'un autre côté, si la masse globulaire, le caillot, constitue la portion originellement active dans le sang, au point de vue de cette défense organique, il ne s'ensuit pas que toutes ses parties constituantes soient d'égale importance.

La seule portion vivante, active, noble, du globule est constituée par la substance protoplasmique intra-globulaire. L'enveloppe, le stroma globulaire est non seulement inutile, mais il peut encore constituer un danger lorsqu'il vient à se trouver introduit dans le torrent circulatoire d'un autre animal. Ceci ressort des observations de plusieurs auteurs et des travaux de Naunyn (v. *Archives de Path. expérimentale et Pharmacologie*, Leipzig, 14 février 1894).

De tout ceci peut se dégager, par suite, l'ensemble des conditions rationnelles auxquelles doit pouvoir répondre une thérapeutique sanguine, en quelque sorte idéale. Elle doit présenter essentiellement les avantages suivants, opposables aux défauts principaux que nous venons de signaler dans les méthodes existantes, et qui se résument en deux points :

1° Simplicité et innocuité absolue du manuel opératoire ;

2° Administration intégrale de la totalité des éléments actifs du sang (toni-nutritifs et diastasiques), à l'exclusion de tous les éléments inutiles ou dangereux.

Ce que nous avons déjà indiqué de la méthode plasmothérapique et, en particulier, de la plasmothérapie sanguine, suffit à faire prévoir qu'elle est à même de satisfaire exactement et rigoureusement à chacune de ces conditions. Nous exposerons donc les arguments et les faits qui ont confirmé cette manière de voir. Auparavant, nous rapporterons *in extenso*, la communication du Dr Gélibert, au Congrès international de la Tuberculose (Paris, 1905), au sujet de l'hémoplase, d'abord parce qu'elle résume ce que nous venons de dire de la méthode plasmothérapique, ensuite parce qu'elle apporte un nombre considérable d'expériences dont nous devons tenir compte et que nous pourrons rapprocher de nos recherches personnelles.

CHAPITRE V

ESSAI DE PLASMOTHÉRAPIE
DANS LA TUBERCULOSE [1]

I. — ORIGINE ET NOUVEAUTÉ DE LA MÉTHODE. — MM. A. et L. Lumière et J. Chevrotier ont présenté à l'Académie des sciences (séance du 10 juillet 1905) par l'intermédiaire de M. le professeur Chauveau, une note relative à la préparation et aux propriétés d'extraits protoplasmiques des globules sanguins.

L'idée générale de rechercher dans le sang un principe curateur n'est pas nouvelle, et les méthodes thérapeutiques basées sur l'utilisation du sang, soit en totalité, soit dans certains de ses éléments sélectionnés, sont très nombreuses. Elles peuvent, en définitive, se ranger sous trois catégories :

Les unes utilisent les principes extraits du globule sanguin, par les voies digestives où ils subissent forcément des désintégrations préjudiciables à leurs propriétés thérapeutiques.

Les secondes utilisent, par la voie sous-cutanée, le sérum sanguin, qui ne tire qu'indirectement son activité

---

(1) Nous citons intégralement la communication du docteur Gélibert au Congrès International de la tuberculose (Paris, 1905).

des produits élaborés et sécrétés par les globules mêmes
et qui ont diffusé dans le sérum.

A la troisième catégorie, enfin, se rattache la transfusion qui consiste à faire pénétrer directement dans le
torrent circulatoire d'un sujet, le sang emprunté à un
autre sujet. On sait à quels dangers expose ce procédé,
principalement du fait de la masse des stromas globulaires susceptibles de déterminer des coagulations.

La méthode préconisée par MM. A. et L. Lumière est
issue d'une conception thérapeutique indépendante de
ces trois groupes et elle est entièrement nouvelle ; on
peut lui donner le nom de *plasmothérapie*. En effet, elle
emprunte ses agents et ses moyens thérapeutiques à la
substance protoplasmique elle-même, celle du globule
sanguin en particulier. Isoler cette substance en la
débarrassant des stromas inutiles ou dangereux, tout
en conservant intactes les sécrétions organiques (antitoxines, oxydases, etc.) incluses dans le contenu globulaire, administrer par la voie sous-cutanée (c'est-à-dire
dans des conditions d'intégrité absolue) ces agents actifs
de la défense organique, tel est le principe essentiel de
la plasmothérapie. L'extrait, grâce auquel ce procédé
a pu entrer dans le domaine de la pratique et qui
répond à toutes les conditions énoncées, a reçu le nom
d'hémoplase, des auteurs qui l'ont préparé.

II. — Constitution de l'hémoplase. — Dans leur note
à l'Académie des sciences, MM. A. et L. Lumière ont
fait connaître le mode de préparation et les propriétés
principales de l'hémoplase. C'est un liquide clair, d'un
beau rouge rutilant lorsqu'il est fraîchement préparé.

Au bout de quelques jours cette coloration passe insensiblement au rouge brun. Toutefois, l'hémoglobine semble avoir conservé ses propriétés essentielles, car si l'on agite l'hémoplase au contact de l'oxygène ou de l'air on lui voit reprendre aussitôt sa coloration primitive, même après plusieurs mois de conservation.

Cet extrait protoplasmique est naturellement très riche en matières albuminoïdes coagulabes, si bien qu'il se prend en masse sous l'influence de la chaleur. D'où la nécessité de ne pas l'aspirer dans une seringue que l'on vient de stériliser et dont la température serait encore supérieure à 70°.

Préparée sous le couvert de mesures aseptiques rigoureuses, sa conservation se prolonge un temps fort long, 15, 18 mois et bien au delà, dans un état de pureté absolue.

En outre et surtout, l'hémoplase est recueillie dans des conditions qui assurent le passage intégral, dans sa masse, de tous les éléments diastasiques du globule sanguin, agents actifs de la défense organique, sans aucune altération et à l'exclusion de tout stroma globulaire et de tout antiseptique.

L'hémoplase n'est donc pas un sérum, puisque ses éléments constitutifs proviennent de la partie plasmatique du sang.

Elle a été jusqu'ici préparée avec du sang de divers animaux normaux, et plus spécialement l'âne et le mouton. Ces animaux ont été choisis parce qu'on peut facilement se procurer leur sang en assez grande abondance, et surtout parce qu'ils sont plus ou moins réfractaires à un certain nombre de maladies transmissibles à l'homme.

Nous insistons, cependant, sur ce point, que tous les essais cliniques ont été faits avec des extraits protoplasmatiques d'animaux normaux, c'est-à-dire n'ayant reçu aucune sorte d'immunisation voulue ou accidentelle.

Mais, depuis plusieurs mois, des études sont poursuivies au laboratoire avec des extraits protoplasmiques d'animaux immunisés pour certaines affections ou en voie de tuberculisation.

Il sera intéressant de connaître les propriétés de leurs extraits globulaires après ce travail d'immunisation et de les comparer aux propriétés du sérum.

III.— PHYSIOLOGIE EXPÉRIMENTALE.— Les expériences de laboratoire des auteurs, ont montré que ces produits avaient une toxicité insignifiante. Un lapin n'a pu être tué par une injection, dans la veine marginale de l'oreille, de 250 cc. d'extrait. Les cobayes, lapins, chiens normaux, auxquels l'hémoplase a été administrée, soit par voie sous-cutanée, soit par injections intra-veineuses, n'ont présenté aucun phénomène anormal. C'est à peine si l'on a pu constater, dans quelques cas, une élévation de température de quelques dixièmes de degré trois ou quatre heures après les injections. Enfin, à doses massives et répétées, le produit n'a aucune action sur le rein.

Telles sont les démonstrations essentielles qui ont été faites dans le domaine de l'expérimentation au laboratoire.

Il nous a été donné, à notre tour, de transporter cette expérimentation dans le domaine de la clinique, plus fréquemment dans les affections tuberculeuses. Ce sont ces résultats que nous comptons plus particulièrement exposer ici.

IV.— Posologie et mode d'emploi.— Nous ne croyons pas inutile, toutefois, de donner, au préalable, quelques brèves explications sur la façon dont nous avons expérimenté ce produit.

L'hémoplase s'administre en injections intra-musculaires. Le choix de la région à injecter se fait au gré de l'opérateur, à la région fessière, au flanc, dans l'une ou l'autre cuisse. La technique opératoire, des plus simples, est celle de toutes les injections intra-musculaires; elle s'accompagne des recommandations habituelles, relatives aux mesures aseptiques et antiseptiques.

La quantité à injecter chez un adulte est de 10 cc., soit une ampoule entière à chaque séance. Le nombre des séances varie, selon les besoins et les circonstances, de deux ou trois par semaines, de deux en deux ou de trois en trois jours. Ce nombre peut même, à la rigueur, être dépassé en raison de l'innocuité absolue du produit.

Les injections d'hémoplase n'ont jamais provoqué, jusqu'ici, d'accident proprement dit. A peine, chez quelques sujets, avons-nous noté, consécutivement aux premières injections, une sensation prurigineuse, légère d'ailleurs, de courte durée, et disparaissant toujours à la troisième ou quatrième séance. Chez quelques malades, également, nous avons vu la région injectée présenter, au bout de quelques instants, un gonflement léger le plus souvent, pouvant même s'accompagner quelquefois d'une sensation plus ou moins pénible de tension, mais ayant toujours disparu au bout de quelques heures sans autre conséquence.

Enfin, nous avons pu noter, chez certains sujets, un peu après l'injection, une élévation de la température de 4 ou 5 dixièmes de degré, ainsi que l'ont observé, chez certains animaux, MM. A. et L. Lumière et J. Chevrotier, mais jamais aucune poussée fébrile prolongée au delà de quelques heures.

Ces symptômes très légers sont, du reste, absolument exceptionnels, et jamais nous n'avons observé d'accidents véritables comme ceux qu'occasionnent la plupart des méthodes sérothérapiques ordinaires.

V. — RÉSULTATS CLINIQUES. — A. *Action thérapeutique générale*. — Nos observations, jusqu'à ce jour, sont au nombre de cent seize, comportant un chiffre global de onze cent cinquante injections environ. Guidés par la constitution même du produit, et les conceptions des auteurs, nous nous sommes adressé à tous les états cachectiques en général, qu'elle qu'ait été la cause de déchéance organique, tuberculose, cancer, diabète, paludisme, convalescence, chloro-anémie, etc.

Toutefois, ainsi que nous l'avons indiqué, les tuberculeux se retrouvent dans nos observations en énorme majorité, puisque nous comptons 110 de ces malades, sur un ensemble de 116. Dans ce groupe de nos tuberculoses se trouvent comprises quelques formes à localisations diverses, intestinale, osseuse, testiculaire, etc., mais l'élément de beaucoup le plus important est constitué par les tuberculoses pulmonaires, aux différents degrés de développement, et avec la plupart des formes décrites jusqu'ici.

Avant d'aborder la description des phénomènes observés particulièrement chez ces malades, il nous paraît intéressant de relater un groupe de symptômes généraux que nous avons pu relever de façon constante, et très nette, aussi bien chez nos tuberculeux que chez tous nos cachectiques en général.

Dès le début du traitement par l'hémoplase, en effet, et dès la seconde ou même la première injection, l'organisme tout entier subit une stimulation, qui manque rarement d'être accusée par le malade. Cette action tonique se traduit par une euphorie particulière, une sensation de bien-être, d'énergie nouvelle récupérée.

Cette sensation, très nette, se maintient et quelquefois s'accuse jusqu'à la fin du traitement. Toutes les fonctions organiques paraissent influencées et participer à ce coup de fouet général: l'appétit se réveille, permettant une alimentation plus substantielle et un relèvement du poids qui ne tarde guère à se produire, en général.

Cette augmentation du poids s'observe surtout dans le mois qui suit le traitement; elle atteint alors généralement deux ou trois kilogrammes, chiffres moyens qui se retrouve dans presque toutes nos observations. Mais elle dépasse fréquemment ce chiffre, souvent dans des proportions importantes. Nous la voyons atteindre, par exemple, douze kilogrammes dans l'observation 72, sept kilogrammes dans l'observation 59, etc. En même temps le sommeil reparaît et devient plus réparateur. Les combustions organiques se trouvent activées, la poitrine se gonfle davantage et plus aisément, la respiration gagne à la fois en amplitude et en régularité. Comme conséquences de ces modifications, l'état du moral, si important chez les malades, s'améliore: la bonne humeur reparaît avec la confiance.

B. *Action thérapeutique spéciale à la tuberculose pulmonaire.* — Mais à côté de ces signes d'observation générale, il en est d'autres qui sont propres aux malades atteints de la tuberculose pulmonaire ,et sur lesquels il convient d'insister plus particulièrement ici.

L'influence du traitement plasmothérapique sur les malades de cette catégorie est triple, pourrait-on dire. Elle se traduit, en premier lieu, par des signes généraux que nous avons décrits précédemment. Elle s'exerce, en outre, sous forme de symptômes propres à tous les degrés d'évolution, symptômes que l'on pourrait appeler cardinaux.

Enfin, elle détermine dans chaque forme particulière, un certain nombre de modifications, et qui sont vraisemblablement le fait d'une action antitoxique.

Symptômes cardinaux. — Les symptômes que nous avons appelés cardinaux s'observent chez tous les malades, quelle que soit la période d'évolution tuberculeuse à laquelle ils se trouvent. Parmi ces symptômes, nous noterons la rémission ordinaire de la température chez les malades fébricitants, indépendamment de toute médication antithermique différente, rémission qui s'observe dès les premières injections d'hémoplase.

Nous ne nous astreindrons pas, en raison du temps

limité dont nous disposons, à proposer l'examen des feuilles de température de nos divers malades. Mais il suffit d'un coup d'œil jeté sur quelques-unes de ces tables, pour confirmer l'opinion que seule l'hémoplase détermine bien les rémissions notées, puisqu'il suffit d'espacer davantage les intervalles des séances, au début par exemple des périodes hyperthermiques, pour voir cette température se relever, puis fléchir de nouveau au moment d'une administration nouvelle (obs. 69, par exemple). Ces rémissions de température sont, au début du traitement, d'une durée limitée qui varie de deux ou trois jours; leur action se prolonge davantage à mesure que progresse l'amélioration de l'état général, pour aboutir, dans les cas heureux, à une apyrexie constante.

Le second des symptômes cardinaux consiste en une diminution rapide des sueurs nocturnes, en général si pénibles pour les malades, et leur disparition définitive en un temps très court, même dans les cas où elles étaient le plus abondantes.

En troisième lieu, il nous a été donné, chez le plus grand nombre de nos malades qui se trouvaient en proie à ces accès si fatigants de toux, tels qu'on en observe fréquemment dans ces affections, de constater une ré-mission rapide et progressive dans ces accès, jusqu'à cessation définitive.

En outre, chez ceux de nos tuberculeux qui présen-taient des expectorations, principalement aux périodes avancées, nous avons pu noter une amélioration rapide et importante dans l'aspect des crachats.

Il est, d'autre part, un symptôme d'une très grande

importance et sur lequel nous appelons l'attention, de façon tout à fait particulière; nous voulons parler de l'amélioration des symptômes sthétoscopiques, sur laquelle nous nous étendrons plus longuement tout à l'heure. L'auscultation permet, en effet, de suivre un travail de cicatrisation des lésions qui se manifeste avec une grande netteté dans presque toutes nos observations et aux différentes périodes de la maladie.

Abordons, pour l'instant, l'étude des symptômes propres à chaque période.

Pour la facilité de l'exposé, nous les grouperons sous les cadres classiques essentiels, savoir :

1° Période de germination et d'agglomération des tubercules;

2° Période de ramollissement;

3° Périodes des cavernes.

A la première période (période d'induration), la masse compacte des sommets se transforme, sous l'influence de l'hémoplase, en une zone plus rétractile, qui redevient apte à ses fonctions. La matité devient, de jour en jour, moins nette, le jeu respiratoire s'élargit. Au milieu des zones engouées, principalement dans les cas de zones étendues, on sent, sur l'ensemble de la masse, des groupes d'îlots perdre progressivement de leur induration, et l'on assiste à la fusion lente de ces îlots aboutissant à de larges plaques revenues à leurs fonctions et protégées par un processus de cicatrisation fibreuse.

Il nous a été donné, au cours de nos expérimentations cliniques, de nous adresser à 14 malades, à cette période de la tuberculose pulmonaire. Ces 14 malades ont reçu ensemble 138 injections. 9 ont été guéris, 3 ont été très améliorés, et 2 améliorés.

Aux périodes plus avancées d'infiltration et de fonte (2e et 3e périodes), on peut suivre sous l'oreille, à la fois l'enkystement fibreux qui gagne les limites extérieures de cette cavité et la modification de la paroi spélonculaire qui cesse de sécréter, laissant à vide la cavité.

Les crachats verdâtres, muqueux, muco-purulents, ou franchement suppurés, comme dans les cas de cavernes étendues, se sont, dans le plus grand nombre des cas, trouvés favorablement influencés. Très rarement nous avons vu demeurer jaunes, nummulaires, nettement purulents. Le plus souvent leur consistance s'atténue, leur couleur devient blanchâtre, et l'on a bientôt plus qu'une simple expectoration muqueuse, blanche, quelquefois liquide, aérée, d'aspect rassurant. A mesure du reste que se produisent ces modifications, et à partir même des premières injections, on constate la raréfaction de ces crachats, raréfaction de plus en plus accusée et susceptible d'aboutir au tarissement définitif, ainsi que nous l'avons indiqué dans un grand nombre de nos observations.

Il est bon de rappeler, en outre, que, dans ces périodes, les symptômes favorables du début se retrouvent de façon très manifeste, et d'autant plus accusés que l'évolution ultérieure doit se trouver plus favorable. La température liée à un phénomène d'intoxication générale ou d'ordre septique, s'abaisse progressivement; les sueurs profuses nocturnes se tarissent, le relèvement de l'état général se manifeste suivant une marche progressive proportionnelle à l'activité imprimée aux diverses fonctions organiques.

Les malades de cette catégorie se répartissent, dans nos observations, de la façon suivante:

Deuxième période (infiltration).

a) Forme ulcéreuse, 22 malades;

b) Forme fibreuse, 10 malades;

c) Forme pleurale, 5 malades.

Total: 37 malades, 360 injections.

Guéris: 8; très améliorés: 15; améliorés: 7: stationnaires: 3; morts: 4.

Troisième période (lésions cavitaires).

a) Forme fibreuse, 8 malades;

b) Forme ulcéreuse, 31 malades:

c) Forme pleurale, 1 malade.

Total: 40 malades, 300 injections.

Guéris: 2; très améliorés: 14; améliorés: 13; stationnaires: 5; morts: 5.

C. — *Action thérapeutique dans d'autres formes ou localisations spéciales de la tuberculose.* — Tels sont, dans leur ensemble, les résultats que nous avons pu noter et enregistrer au cours d'une expérimentation de vingt mois environ, après une pratique de 1.150 injections d'hémoplase. A l'examen méthodique de nos observations, tel qu'il est possible de le faire d'après un tableau annexé à cette communication, l'on remarquera peut-être le manque de proportionnalité dans les diverses catégories de lésions. Ceci tient uniquement à ce fait que les observations sont puisées au hasard d'une clientèle de cabinet et d'une clientèle de consultation gratuite.

Or, le hasard, par définition même, est capricieux. Mais, comme nos malades des périodes avancées sont, dans nos statistiques, en nombre prépondérant, du moins ne nous accusera-t-on pas de lui avoir forcé la main. Au surplus, nous devons faire figurer dans cette communication, quelques groupes de malades atteints de formes ou de manifestations spéciales de la tuberculose. Quatorze de ces malades étaient atteints d'anémie ou chloro-anémie plus ou moins avancées, sans lésions pulmonaires perceptibles actuellement.

Plusieurs d'entre eux présentent, dans leurs antécédents héréditaires ou personnels, des tares importantes qui doivent les faire suspecter comme candidats à la tuberculose. Or, par un traitement systématiquement et strictement limité à l'hémoplase, nous avons, sur ce groupe de 14 malades, obtenu en 75 injections (chiffre total), 9 guérisons définitives, 4 améliorations très accusées voisines de la guérison définitive, et une amélioration moins confirmée.

Ces résultats nous ont paru intéressants, au moment où tous les efforts des thérapeutes tendent principalement vers les moyens de dépister et de traiter ces affections aussi précocement que possible.

Le reste de nos observations se rapporte à des cas spéciaux, que nous mentionnerons au passage seulement.

Nous avons soumis au traitement deux tuberculoses chez des malades atteints concurremment de diabète grave. Nous avons eu la satisfaction d'observer chez ces malades, dès les premières injections, les signes de stimulation générale, tels que nous les avons mentionnés dans les autres affections. Mais nous n'avons pu poursuivre ces résultats dans ces deux cas de gravité exceptionnelle, qui se sont terminés par la mort.

Dans un mal de Pott, avec lésions ossifluentes ouvertes, nous avons pu observer une amélioration considérable de l'état général, la chute définitive de la température impossible à obtenir jusque-là par aucun des antipyrétiques successivement essayés, et même une diminution notable des sécrétions.

Trois malades atteints de granulie généralisée ont été, l'un guéri définitivement, l'autre très amélioré, le troisième a succombé.

Deux tuberculoses intestinales avec extension péritonéale ont été, l'une guérie, l'autre très améliorée. Dans un rhumatisme tuberculeux, nous avons vu la température revenir à la normale, et les lésions s'amender notablement.

Enfin, dans quelques cas indépendants de la tuberculose, nous avons eu à enregistrer les résultats les plus satisfaisants, en particulier dans deux cas de cachexie cancéreuse grave, et dans un cas de goitre exophtalmique.

VI. — RÉSULTATS STATISTIQUES D'ENSEMBLE. — Nous avons envisagé dans ce compte rendu, exclusivement le point de vue clinique, laissant aux auteurs d'expériences en cours le soin d'éclairer le côté physiologique proprement dit : urologie, hématologie, etc. Nous résumons brièvement l'ensemble de ces résultats, que nous avons, du reste, groupés par ailleurs en un tableau synoptique.

Nous avons, depuis le mois de février 1904 jusqu'à ce jour, administré le traitement par les injections d'hémoplase à 118 malades, qui ont reçu un total de 1.250 injections. Sur ce chiffre, nous avons administré 1.200 injections à 112 malades tuberculeux, dont : 29 sont entièrement guéris, 38 ont été très améliorés, un grand nombre de cette catégorie tendant à la guérison définitive, et quelques-uns poursuivant actuellement encore le traitement dans ce but, 23 ont été franchement améliorés sans que nous voulions affirmer le maintien définitif du résultat, 5 sont restés stationnaires, n'ayant paru bénéficier du traitement que temporairement.

De toute façon, nous faisons observer qu'en aucun cas nous n'avons vu consécutivement au traitement l'affection prendre une allure plus grave, et se trouver influencée dans un sens défavorable. Les douze décès que nous avons enregistrés se rapportent à des malades très profondément atteints déjà, chez lesquels nous avons appliqué le traitement en tout désespoir de cause, ou porteurs d'une affection concomitante aggravante, comme chez nos deux diabétiques, par exemple.

VII. — Conclusions. — Ces constatations, et l'examen attentif de ces statistiques, nous conduisent à penser que le traitement plasmothérapique exerce sur les cachexies en général, et dans la tuberculose spécialement, une influence remarquable, et qui nous a paru plus active qu'aucune des méthodes thérapeutiques.

Nos relations s'entendent, bien entendu, à l'exclusion de tout traitement pharmaco-dynamique simultané. Avec l'adjonction nécessaire des moyens hygiéniques et diététiques habituels, dans les cas où il est possible de les instituer, la méthode plasmothérapique est capable de fournir les résultats les plus encourageants et les plus inattendus. Ces résultats tiennent à la triple action que l'hémoplase exerce sur l'organisme : stimulante, antitoxique, et tonique. Cette triple action tient incontestablement à la constitution même de l'hémoplase, qui permet de recueillir intégralement les éléments actifs du globule sanguin dans sa substance protoplasmique, et de les faire passer dans l'organisme atteint, sans leur imposer les désintégrations nécessaires par la voie gastrique, et sans danger d'aucune sorte, grâce à l'élimination des stromas globulaires.

Dans ces conditions, nous ne croyons pas nous hasarser en déclarant que la méthode plasmothérapique nous paraît appelée à un avenir que lui méritent les succès dont elle nous a fourni déjà des gages non équivoques, et que ne tarderont pas à légitimer sans doute les résultats qu'elle ne peut manquer de fournir aux expérimentateurs nombreux qui dirigeront leurs recherches dans cette voie féconde.

CHAPITRE VI

Nous avons groupé les observations de la façon suivante : d'abord les chloroses, puis les anémies de causes diverses (anémie cancéreuse, prétuberculeuse, paludéenne, posthémorragique, etc.); nous avons ensuite mentionné les cas de tuberculose franche traités par l'hémoplase; enfin, nous avons rapporté les observations personnelles de M. le professeur agrégé Jean Lépine, relatives au traitement par la méthode plasmothérapique de certaines confusions et débilités mentales.

OBSERVATION I

(Due à l'obligeance de M. le Dr Gélibert.)

Chlorose grave. — Cinq injections d'hémoplase; guérison.

Mlle B..., âgée de 18 ans, à Lyon. Pas d'antécédents héréditaires. A eu un peu d'albumine il y a un an. Anémique depuis deux mois. Actuellement (juillet 1904), se plaint de faiblesse générale, de céphalalgie, de maux de reins fréquents et violents, de palpitations, de dyspnée considérable à la marche et au moindre effort, de maux d'estomac dans la période digestive, d'anorexie et vomissements sans caractères constants, de constipation, etc. A l'examen, on constate une décoloration considérable des muqueuses, une pâleur des plis naso-labiaux, un léger amaigrissement général, mais surtout accusé au niveau des creux sus et sous-claviculaires. A l'auscultation on ne note rien aux poumons; la malade, du reste, ne tousse pas. Au cœur et à la base, souffles extra-cardiaques; bruits de souffle dans les vaisseaux du cou. Sang très pâle. Légers troubles de la sensibilité : ovarie gauche. Foie normal. Les urines contiennent un peu d'albumine.

On fait une première injection de 10 cc. d'hémoplase le *8 juillet*.

Le 11 juillet, on ne constate pas de changement notable; cependant, la malade est un peu abattue. On fait une seconde injection de 20 cc.

22 juillet. — L'amélioration est considérable. L'appétit est bon malgré les chaleurs; plus de troubles digestifs. La malade, qui a repris son travail, supporte toutes les fatigues. Injection de 20 cc.

4 août. — L'amélioration se maintient. On n'entend plus de souffles anémiques, il n'y a plus d'albumine; les forces sont normales.

En somme, la guérison semble complète. Les injections n'ont jamais été douloureuses.

OBSERVATION II

(Due à l'obligeance de M. le Dr Gélibert.)

Chlorose. — Quatre injections d'hémoplase; guérison.

Mlle Charlotte B...., 24 ans, à Lyon. Fille de rhumatisants, ayant souffert elle-même de rhumatismes. Réglée à 11 ans, a toujours été anémique depuis son adolescence. Constipation opiniâtre ayant amené des hémorroïdes que l'on a dû opérer il y a un mois (résultat opératoire excellent). Depuis un an, elle est réglée d'une façon très irrégulière; elle perd souvent vingt jours ou même une fois trente-cinq jours consécutifs. Lassitude extrême, essoufflement au moindre effort, anorexie. Pâleur du visage et des muqueuses. Souffles anémiques au cœur et dans les vaisseaux du cou. Rien aux poumons.

26 janvier. — Première injection de 10 cc. d'hémoplase.

30 janvier. — La malade a eu des démangeaisons très vives à la suite de la première piqûre. Mais les forces ont été relevées. l'appétit est revenu. Les digestions sont toujours un peu difficiles et la malade éprouve des douleurs vives parfois dans les reins. Injection de 10 cc.

2 février. — Va beaucoup mieux; les forces sont presque normales. Mais la malade a un ganglion douloureux dans l'aine et souffre surtout de ses démangeaisons. Apparition des règles; on diffère l'injection.

6 février. — Va de mieux en mieux. Injection de 10 cc.

14 février. — L'amélioration considérable s'est maintenue. Plus de souffles au cœur ni dans les vaisseaux. État général très bon; la malade va reprendre son travail. Injection de 10 cc.

18 février. — État général toujours excellent, mais la malade revient consulter pour un engorgement ganglionnaire légèrement douloureux, mais sans importance, survenu dans l'aine du côté des piqûres.

OBSERVATION III
(Due à l'obligeance de M. le Dr Gélibert.)

Chlorose avec troubles importants de la menstruation. — Sept injections d'hémoplase; guérison.

Mme B..., 31 ans, à Lyon. Pas d'antécédents héréditaires. Réglée depuis 15 ans, mais fort irrégulièrement. A toujours souffert, à partir de ce moment, de troubles divers dus à l'anémie contre laquelle elle a subi jusqu'à présent tous les traitements sans résultat. Mariée à 25 ans, pas d'enfants. Actuellement, malade très anémiée; aspect caractéristique du visage; perte complète des forces et de l'appétit; gastralgie, douleurs assez vives dans la jambe gauche depuis un mois environ; dyspnée d'effort; troubles importants de la menstruation: la malade n'a ses règles que deux ou trois fois par an (les dernières datent de six mois). A l'auscultation, souffles anémiques au cœur et à la région cervicale. Rien aux poumons. Urines normales.

13 mars 1905. — Première injection de 10 cc. d'hémoplase. La malade n'accuse aucune douleur après la piqûre.

16 mars. — La malade se sent bien moins lasse; les douleurs de jambe ont diminué; l'appétit s'est réveillé. Injection de 10 cc.

20 mars. — La malade est beaucoup plus forte; la douleur dans la jambe gauche a disparu d'une façon complète, mais l'appétit est moins bon depuis deux jours et la malade a des nausées, des douleurs dans les reins, présage ordinaire de ses règles. Nouvelle injection de 10 cc.

23 mars. — Les règles sont venues aujourd'hui (avec un retard exact de six mois). L'état général est bien meilleur, la malade peut faire son service sans fatigue. Pas d'injection.

27 mars. — Les règles, assez abondantes, ont duré un jour, comme à l'ordinaire. Les forces vont bien. Injection de 10 cc.

30 mars. — La malade est beaucoup plus forte, mais l'appétit laisse encore à désirer. Diminution des bruits de souffle. Injection de 10 cc.

3 avril. — L'appétit est revenu. La malade éprouve un peu de lassitude; amygdalite légère à la suite d'une sortie à bicyclette. Injection de 10 cc.

6 avril. — État stationnaire. Injection de 10 cc.

10 avril. — Disparition des bruits de souffles. La malade va bien. Les injections n'ont jamais été douloureuses.

OBSERVATION IV (résumée)

(Due à l'obligeance de M. le Dr Vauthrin, à Paris.)

Anémie prétuberculeuse avec troubles dyspeptiques. — Vingt injections d'hémoplase; guérison.

Il s'agit d'une femme de 34 ans, anémiée, accusant un affaiblissement général, se plaignant de troubles dyspeptiques très accentués et dont les sommets sont douteux. Après une série de dix injections d'hémoplase (10 cc. chaque fois), la malade s'est trouvée tellement améliorée, qu'elle est venue réclamer une série nouvelle (dix injections). Depuis, la malade se porte bien et ne présente aucun signe suspect de tuberculose.

Observation V

(Due à l'obligeance de M. le Dr Gélibert.)

Chloro-anémie, incontinence nocturne d'urines. — Douze injections
d'hémoplase; guérison.

Mlle A. B..., 17 ans 1/2, domestique à Lyon. L'incontinence
nocturne d'urines, pour laquelle la malade demande des soins,
existe dès la plus tendre enfance. Les traitements les plus variés
ont été tentés sans succès contre cette affection. Toutes les deux
nuits au moins, et fréquemment plusieurs nuits consécutives,
cette personne urine au lit.

Cette jeune fille est atteinte d'une anémie profonde, surtout
accusée depuis ces deux dernières années. Souffles inorganiques
intenses, cardiaques et vasculaires. Aspect caractéristique du
visage. Pas de lésions pulmonaires.

22 novembre 1904. — Injection de 10 cc. d'hémoplase dans
la région lombaire droite.

25 novembre. — Depuis sa première piqûre, c'est-à-dire pendant trois nuits consécutives, cette jeune fille n'a pas uriné au
lit, bien que sa famille n'ait pas pris la précaution habituelle de
l'éveiller. Aucun médicament n'avait encore jusqu'ici fourni un
pareil résultat. Injection de 10 cc. d'hémoplase dans la région
lombaire gauche. La malade présente à la suite de cette injection
quelques démangeaisons, localisées à la région piquée sur un
espace d'environ 10 centimètres carrés et qui se manifestent
seulement la nuit. Pas de rougeur ni d'éruption.

Les résultats se maintiennent, la malade n'a toujours pas uriné
au lit. Elle accuse une stimulation générale très sensible, elle est
plus forte, plus gaie; elle mange mieux et plus volontiers.

Le même traitement est poursuivi jusqu'à administration de
douze injections. Les phénomènes prurigineux, légers du reste,
ont complètement disparu après la troisième injection. Les
troubles urinaires ne se sont pas reproduits. En outre, les signes
de chloro-anémie s'effacent rapidement. L'essoufflement disparait,

le teint se colore; les souffles deviennent imperceptibles; la menstruation s'est établie et survient régulièrement. La guérison est complète et définitive.

OBSERVATION VI

(Due à l'obligeance de M. le Dr Vigne, à Lyon.)

Chlorose. — Dix injections d'hémoplase ; guérison.

Mlle B..., 21 ans, à Lyon. N'a rien à signaler dans ses antécédents héréditaires. A subi il y a quelques années l'opération de la ténotomie du sterno-cléido-mastoïdien pour déviation congénitale du cou. N'a jamais été très forte, mais depuis un an est atteinte d'un état anémique sérieux qui va s'aggravant. Pâleur des muqueuses et des téguments de la face. Souffles cardiaques et vasculaires, palpitations, dyspnée d'effort, aménorrhée, anorexie absolue. La numération des globules rouges donne 3,457,000 globules par millimètre cube de sang.

Dix injections d'hémoplase sont pratiquées à raison de deux injections de 10 cc. par semaine. Dès les premières injections, la malade se sent mieux et plus forte. Progressivement, l'appétit renaît et devient impérieux, au point que cette jeune fille déclare avoir constamment envie de manger. Les muqueuses et les joues se colorent. Les règles reparaissent. Les souffles inorganiques ne s'entendent plus. La malade est considérée comme définitivement guérie. La numération globulaire, à la fin du traitement, donne 4,345,000 globules par millimètre cube de sang.

OBSERVATION VII

(Due à l'obligeance de M. le Dr Vigne.)

Chlorose. — Dix injections d'hémoplase ; guérison.

Mlle Catherine P..., 10 ans, à Lyon. Père et mère bien portants. Aucune maladie antérieure, sauf de l'impétigo pendant un an dans la première jeunesse.

A toujours été de santé délicate et de teint pâle. Depuis un an, anémie confirmée, traitée sans succès, au moyen de diverses méthodes classiques, par plusieurs médecins lyonnais. Actuellement : pâleur de la face, muqueuses décolorées, palpitations, anorexie, troubles gastriques après les repas. Nervosisme. Souffle précordial, souffles oculaires et au niveau des vaisseaux du cou. État général très déprimé ; lassitude considérable. La malade ne sort pas, elle ne pourrait, dit-elle, se tenir sur ses jambes. Poids : 46 kilogr. 3,600,000 globules par millimètres cubes.

Le 6 juillet 1901. — Injection de 10 cc. d'hémoplase. Aucune modification notable ne suit cette première injection, d'ailleurs parfaitement tolérée, sans réaction générale, ni locale.

Le 9 juillet. — Injection de 10 cc. d'hémoplase. La malade s'est plaint pendant quelques heures d'une douleur, très supportable du reste, au lieu d'injection. A la suite de cette injection, elle se sent véritablement améliorée, elle se trouve plus forte et plus gaie. L'appétit commence à se manifester.

Le traitement est poursuivi jusqu'à concurrence de dix injections. L'appétit va croissant, au point qu'aux heures des repas la malade prétend avoir des crampes d'estomac, tant elle a faim. La lassitude a disparu définitivement. Les promenades sont possibles et bien supportées. Les règles surviennent régulièrement. Les muqueuses se colorent ainsi que les téguments de la face. On ne reçoit plus les souffles. La malade déclare que depuis plusieurs années elle ne s'était sentie aussi gaie et aussi bien. Le poids est de 48 kilogr. Le nombre de globules est de 5,200,000 par millimètre cube de sang.

OBSERVATION VIII

(Due à l'obligeance de M. le Dr Vigne.)

Chlorose, gastralgie. — Douze injections d'hémoplase ; guérison.

Mlle E. P..., 18 ans, ouvrière à Lyon. Parents bien portants. Rougeole dans le bas âge. A toujours été très anémique depuis l'âge de 15 ans. A subi déjà de nombreux traitements arsenicaux et ferrugineux sans succès.

Actuellement, elle présente tous les signes classiques de la chloro-anémie. Décoloration des muqueuses ; teint olivâtre de la face ; palpitations, dyspnée, souffles. Cette malade n'a pas d'appétit du tout, et lorsqu'elle se force pour manger, elle éprouve des douleurs gastriques intolérables.

1er juillet 1901. — Injection de 10 cc. d'hémoplase.

7 juillet. — Nouvelle injection de 10 cc. La malade a éprouvé le soir de l'injection, dans la région fessière piquée, un peu de prurit. On observe quelques plaques érythémateuses de la largeur d'une pièce de 0 fr. 50, localisées sur un espace de 10 centimètres carrés environ. On note une sensation très nette d'amélioration, plus d'entrain, plus de gaieté. L'appétit est meilleur et les forces semblent revenir.

Le traitement est poursuivi jusqu'à concurrence de douze injections. La légère éruption et le prurit signalés, au moment de la seconde injection, ont complètement disparu dès la deuxième semaine et ne se sont plus manifestés. Les troubles gastriques ont cessé, l'alimentation se fait bien. L'amélioration, surtout au point de vue des forces, est considérable au dire de la malade, qui peut faire maintenant d'assez longues promenades sans essoufflement, ni palpitation. Les joues et les muqueuses se colorent. Cette personne se considère comme guérie, et déclare ne pas s'être sentie aussi bien depuis plus de trois ans. La menstruation s'est rétablie. Les souffles cardiaques et vasculaires ont disparu. Le travail a pu être repris et soutenu sans peine ni inconvénients.

OBSERVATION IX

(Due à l'obligeance de M. le Dr Vigne.)

Anémie post-hémorragique (suite d'accouchement). — Six injections d'hémoplase ; guérison.

Mme B..., 35 ans, à Lyon. Accouchée il y a trois semaines. Multipare. L'accouchement a été pratiqué par une sage-femme inexperte qui, trouvant que l'arrivée du délivre se faisait trop attendre, tira imprudemment sur le cordon qui se rompit. L'arrière-faix demeura dans l'utérus une huitaine de jours, au bout desquels seulement on songea à demander le secours d'un médecin. La température était à ce moment à 39°2, et il se produisait depuis quelques jours des hémorragies répétées assez abondantes. Le curetage manuel fut aussitôt pratiqué ; le lendemain la température s'abaisse au voisinage de la normale. Pas de phlébite. La région basse de l'abdomen est très sensible à la palpation. La malade est surtout exsangue, dans un état de prostration et d'affaiblissement extrêmes. Pâleur syncopale du visage. Institution du traitement hémoplasique.

18 mars 1905. — Injection de 10 cc. dans le triceps fémoral gauche. Tolérance parfaite à tous les égards. Le soir même la malade se sent mieux et réconfortée.

Cinq injections nouvelles de 10 cc. sont ensuite pratiquées à trois jours d'intervalle l'une de l'autre. L'amélioration s'accentue rapidement, les téguments se colorent ; les forces reviennent. Le pouls se relève, les derniers vestiges de température anormale disparaissent ; vingt jours après le début du traitement hémoplasique, la malade est sur pied, entièrem at rétablie.

OBSERVATION X
(Due à l'obligeance de M. le Dr Gélibert.)

Anémie cancéreuse. — Dix injections d'hémoplase ; amélioration.

J.-C. Ch..., marchand de bestiaux à Lyon. Un frère aîné mort à 63 ans d'un cancer à l'estomac. Le malade souffre d'un cancer de la parotide gauche qui a débuté il y a onze mois par une petite tumeur sous l'angle gauche du maxillaire, tumeur qui a augmenté assez rapidement de volume (grosse orange), faisant son apparition dans la bouche et envahissant progressivement les amygdales et le plancher buccal. État général très cachectisé. Douleurs vives et continues dans toute la région faciale gauche et derrière l'oreille du même côté. Gêne considérable de la déglutition ; aucun traitement n'a réussi jusqu'ici à soulager le malade.

8 décembre 1901. — Injection de 10 cc. d'hémoplase dans le tissu musculaire de la hanche gauche. Le malade dit n'avoir rien observé de spécial à la suite de cette injection, si ce n'est qu'il mange davantage et plus volontiers.

11 décembre. — Continuation du traitement hémoplasique. Le malade n'éprouve aucune réaction douloureuse ou autre à la suite de ses injections d'hémoplase. Il prétend que ses douleurs faciales sont sensiblement atténuées, il dort et mange beaucoup.

Après une série de dix injections, l'état local est sensiblement stationnaire, malgré que le malade prétende percevoir une sorte d'amollissement de sa tumeur ; mais l'état général est très amélioré, le poids est augmenté de 1 kilogr. 500. Les téguments du visage sont légèrement rosés et ont perdu l'aspect jaune paille qu'ils avaient. Les forces sont accrues.

OBSERVATION XI

(Service de M. le professeur Desplats, à l'hôpital de la Charité, à Lille.)

Cachexie cancéreuse. — Injections d'hémoplase ; amélioration momentanée.

De Jongh (Antoine) 61 ans, chaudronnier. Entre le 1er mars 1906. A été soigné il y a deux ans dans le service pour une névralgie intercostale. On aurait trouvé de l'albumine dans les urines, et il aurait été mis au régime lacté durant tout son séjour, qui s'est prolongé six semaines. Il est sorti parce qu'il n'y avait plus de place dans le service, s'est remis à son travail et n'est plus revenu depuis.

Il y a huit ou neuf mois des troubles gastriques sont apparus ; les digestions sont devenues lentes, difficiles. Des douleurs du côté de l'épigastre, de l'épaule gauche, du rachis, ont accompagné les repas. Enfin des vomissements se sont produits ; ils apparaissent quelque temps après l'ingestion des aliments ; ils sont d'abord aqueux, puis alimentaires. Le malade accuse en même temps une sensation de constriction au niveau de la gorge ; il se trouve soulagé par les éructations ou les renvois. Il y a un peu de constipation habituelle. D'un autre côté le malade éprouve souvent des vertiges, surtout quand il est debout. Depuis un certain nombre de semaines il est facilement essoufflé. Ses jambes enflent assez fréquemment. Il se plaint de crampes violentes aux mollets et a la sensation de doigt mort. Pas de troubles cardiaques, pas de céphalée habituelle.

Examen. — Le malade a la teinte jaune pâle des brightiques. Il a un peu d'œdème palpébral et une très légère bouffissure de la face. Les jambes sont œdématiées ; on obtient un godet net au niveau de la face dorsale du pied.

L'examen des poumons fait entendre des râles nombreux disséminés dans toute la poitrine ; on trouve des signes d'emphysème qui rendent l'examen du cœur un peu difficile. Il ne paraît pas y avoir d'hypertrophie cardiaque ; on n'entend pas non plus de bruit de galop.

La palpation de l'épigastre ne donne rien.

On ne trouve dans les urines ni albumine, ni sucre.

Traitement. — Magnésie calcinée bi quotidienne. Bicarbonate de soude deux ou trois fois par jour. Régime lacté intégral.

L'examen des selles, fait systématiquement pendant quelques jours, n'a rien donné.

4 mars. — Un autre examen d'urines est négatif.

6 mars. — L'examen des urines par la chaleur, après filtration, montre un louche assez net.

15 mars. — La teinte du malade tire sur le jaune paille. Ce matin, vomissements alimentaires, on ne découvre pas de sang.

22 mars. — État cérébral particulier : torpeur, apathie, réponses lentes. La peau est sèche et écailleuse. Le malade se plaint de vertiges et de faiblesse. La numération globulaire a donné seulement 800,000 globules rouges ; en revanche, on trouve 12,000 globules blancs.

26 mars. — Le malade a de l'incontinance d'urines, mais il ne peut aller a la selle qu'à l'aide d'un purgatif. A l'auscultation, on remarque que le côté gauche respire moins que le droit, et l'on entend quelques frottements. On institue le traitement hémoplasique par injections de 10 cc.

2 avril. — Diarrhée depuis quatre ou six jours. Le malade se plaint de sa gorge, mais on ne trouve rien. Rien de nouveau à l'auscultation. Continuation des injections d'hémoplase.

9 avril. — Amélioration sensible. Le malade semble sorti de sa torpeur. On lui permet le régime ordinaire.

11 avril. — Nouvelle numération globulaire : 850,000 globules rouges, 10,000 blancs.

23 avril. — Depuis quelques jours, il est apparu de l'œdème des malléoles. Même état général.

10 mai. — Le malade se maintient; il semble même amélioré, s'intéressant davantage à ce qui se passe autour de lui. L'appétit est passable. La numération globulaire donne un million de globules rouges. Disparition de l'œdème. Après une interruption d'une quinzaine de jours, les injections d'hémoplase ont été reprises.

21 mai. — Amélioration évidente. Les mouvements sont plus vifs. Le malade répond bien aux questions. Il se lève une partie de la journée. Les seuls troubles qu'il éprouve sont des lourdeurs d'estomac avec renvois fréquents. Il se plaint aussi de quelques douleurs du côté des membres supérieurs. L'examen de l'abdomen, fait à nouveau, ne révèle rien. Le foie ne paraît pas augmenté de volume. Il n'y a pas non plus de splénomégalie. A l'auscultation, on ne trouve qu'un peu d'hypostase, due au décubitus dorsal prolongé. Pas de souffle vasculaire. Pouls : 76.

28 mai. — La dernière numération globulaire a donné 1 million 200,000 globules rouges.

18 juin. — A eu, avant-hier, sans cause connue, un frisson violent qui a duré environ une heure et a été suivi par de la fièvre (38°4). Le lendemain tout avait disparu. Depuis quelques jours, les troubles gastriques ont paru s'accuser davantage. Le malade se plaint d'aigreurs, de renvois, de pesanteurs à l'estomac. Les extrémités sont souvent froides. Le malade est souvent mis au lait et à la viande, comme seul régime alimentaire. On lui ordonne en outre du citrate de soude (deux paquets de 1 gr. par jour).

5 juillet. — Le malade a eu des vomissements immédiatement après son repas ; on n'a pu malheureusement les examiner. Le citrate de soude ne semble avoir aucune action ; les renvois sont toujours aussi fréquents et les aigreurs ne diminuent pas. On perçoit un clapotage très net.

9 juillet. — Une nouvelle numération globulaire a montré une augmentation progressive de la richesse du sang : 1 million 400,000 globules rouges.

11 juillet. — Le malade se plaint de gêne respiratoire. A l'examen, on trouve un épanchement à la base droite. Peu après se produit une crise violente de dyspnée. On fait une thoracentèse qui ramène environ 1 litre de liquide citrin, contenant de nombreux polynucéaires.

13 juillet. — Le malade a été momentanément soulagé par la ponction ; mais la gêne respiratoire n'a pas tardé à recommencer. Une nouvelle thoracentèse ramène 1 litre et quart. Le liquide, cette fois, est plus nettement hémorragique. Il se fait un coagulum au fond de la bouteille. On remarque, de plus, que le faciès est bouffi (œdème sous-palpébral). L'urine contient de l'albumine. Au dosage, on trouve environ 0 gr. 25. Il paraît que le malade se lève presque toutes les nuits et qu'il se promène sans répondre aux questions de ses voisins.

30 juillet. — Le malade se cachectise de plus en plus. Il mange d'une façon insignifiante et somnole une grande partie de la journée.

10 août. — Continuation de la cachexie. Le malade délire ; la nuit il se lève et erre dans la salle. Il se remet à vomir plusieurs fois.

16 août. — Le malade a eu ce matin un vomissement abondant. Il s'est éteint à 2 heures de l'après-midi.

Autopsie : Cancer du pylore.

Observation XII

(Due à l'obligeance de M. le Dr Gauthier, à Saint-Benin-d'Azy.)

Anémie de convalescence. — Douze injections d'hémoplase ; guérison.

A. G..., institutrice, 45 ans. Pleurésie interlobaire fin novembre 1905. Vomique abondante fin décembre. Malgré cela, en raison de la débilité antérieure, convalescence extrêmement lente et pénible. On a employé successivement les ferrugineux, le quinquina, l'histogénol, le rhomnol, sans succès. Au commencement de février 1906, injections de 10 cc. d'hémoplase dans les muscles fessiers, tous les trois jours.

Les injections ont toujours paru très douloureuses au moment même et plusieurs heures après, surtout les trois premières. Elles n'ont déterminé aucune réaction fébrile, sauf la première, qui fut suivie d'un peu d'abattement et de céphalalgie.

Dès la deuxième, effet marqué, plus d'entrain, de vivacité, de gaieté, disparition des sueurs nocturnes pénibles. D'injection en injection, amélioration manifeste de l'état général, jusqu'à la douzième, après laquelle on cessa le traitement. Les forces, l'appétit, le sommeil étaient bons ; les sueurs n'avaient pas reparu, la toux était moindre. Les signes sthétoscopiques (gros souffle caverneux, bronchophonie, etc.) n'ont pas paru notablement influencés par l'hémoplase.

Observation XIII (résumée)

(Due à l'obligeance de M. le Dr Vauthrin.)

Asthénie post-grippale chez un tuberculeux. — Dix injections d'hémoplase ; guérison.

M. B..., 42 ans. Tuberculeux de longue date, avec antécédents héréditaires. Lésions guéries, mais rudesse de la respiration, principalement à gauche. A la suite d'une grippe, l'état général s'était fort affaibli. Dix injections d'hémoplase l'ont complètement relevé.

7 PL

Observation XIV (résumée)
(Due à l'obligeance de M. le Dr Vauthrin.)

Asthénie post-grippale chez un tuberculeux. — Six injections d'hémoplase : guérison.

M. D..., 46 ans. En 1892, eu une pleurésie gauche. Depuis a souffert de plusieurs poussées congestives avec présence de bacilles dans les crachats. En décembre 1905, à la suite d'une grippe, affaiblissement général. On pratique six injections d'hémoplase. Rapidement relevé, le malade a surtout remarqué une augmentation des forces génésiques.

Observation XV (résumée)
(Due à l'obligeance de M. le Dr Tourneur, à Monaco.)

Dyspepsie hypersthénique.

Le malade était très amaigri. Les injections d'hémoplase ont relevé rapidement les forces et l'état général et ont provoqué consécutivement une amélioration considérable de l'état gastrique, qui a permis de reprendre l'alimentation.

Observation XVI
(Communiquée par M. le Dr Plantier, à El-Affroun.)

Cachexie paludéenne intense chez une femme enceinte de huit mois et grippée. — Trois injections d'hémoplase ; guérison.

Mme X... Accès de paludisme très intense fin septembre 1906. Anémie extrême ; grosse rate, gros foie. Grossesse datant de trois mois. Un médecin consulté à cette époque fait des injections de quinine, puis invite la malade à entrer à l'hôpital, lui faisant comprendre qu'il faudra probablement interrompre le cours de la grossesse. Les membres inférieurs présentaient un œdème assez marqué. On avait parlé d'albumine dans les urines. Maigreur extrême, teinte terreuse des téguments. La malade ne se soigne pas et ne tient aucun compte de ce qui lui a été dit.

Actuellement *(30 janvier 1907)* celle-ci présente une teinte jaune paille généralisée des téguments, le facies est terreux, bouffi ; elle est au huitième mois de sa grossesse, elle tousse.

A l'examen : Amaigrissement général ; pas d'œdème des membres inférieurs. La malade se plaint de névralgie faciale du côté gauche, avec retentissement dans l'oreille, déterminant des douleurs assez vives. Diminution de l'acuité auditive très prononcée. Elle se plaint également de céphalée. Elle vient nous voir parce que, dit-elle, elle est grippée.

L'examen des poumons nous fait percevoir de la submatité à la base droite. A l'auscultation, on entend, au niveau des bases, surtout à droite, des râles muqueux assez fixes. .

Au cœur : Souffle localisé au niveau du quatrième espace intercostal gauche. Souffle au niveau de l'orifice de l'artère pulmonaire. Souffle au niveau de la jugulaire. Ces souffles sont doux et ont tous les caractères des souffles anémiques.

La palpation de la jugulaire externe fait percevoir un trille très net.

L'examen des muqueuses gengivale, buccale, palpébrale nous montre une pâleur extrême. A la piqûre, le sang est peu coloré, pâle, jus de carotte.

L'examen des organes abdominaux nous fait sentir l'hypertrophie de la rate et du foie. La rate dépasse le rebord costal d'environ deux travers de doigt. Elle est douloureuse à la palpation et spontanément, car la malade se plaint de souffrir du côté gauche sous l'influence de la toux et du décubitus latéral droit. Le foie est également augmenté de volume ; sa zone de matité remonte assez haut en arrière, d'où, peut-être, la submatité observée à la base du poumon droit. Il est peu douloureux.

Troubles digestifs : Anorexie, légère constipation, langue pâteuse, pas de vomissements. La température centrale s'élève à 38° 5. Le pouls est petit, régulier, peu ample. Les urines, jumenteuses, ne contiennent pas d'albumine.

En présence de cette malade, vu son état de cachexie et les

renseignements obtenus plus haut, nous concluons que nous nous trouvons en présence d'une paludéenne ancienne, mal soignée, se présentant à notre examen avec tous les signes d'une cachexie paludéenne assez prononcée, caractérisée par l'engorgement des organes abdominaux et une anémie très intense.

En outre, cette malade est actuellement grippée et grosse de huit mois. Le cas se présente donc comme sérieux et compliqué. Nous pensons qu'il faut établir au plus vite un traitement énergique pour combattre les accidents qui pourraient survenir.

Nous commençons par soigner les accidents aigus, c'est-à-dire la grippe et les douleurs névralgiques, tout en ne compromettant pas le cours de la grossesse. Ceux-ci disparaissent au bout de quatre à cinq jours, sous l'influence d'un traitement approprié.

Puis nous instituons, pour combattre la cachexie et par suite l'anémie, le traitement préconisé par MM. Lumière, c'est-à-dire les injections intra-musculaires d'hémoplase. Le 3 février 1907, cessant alors tout autre traitement, la malade étant toujours au lit, nous pratiquons une première injection de 10 cc. d'hémoplase.

La malade, revue par nous le 6 février, se montre à nous sous un meilleur aspect ; elle nous déclare se sentir plus vive. Elle dort mieux, est moins anéantie. L'appétit se réveille, la toux a diminué. A l'examen des organes, les signes décrits plus haut restent les mêmes.

Le 7 février, deuxième injection de 10 cc.

Le 9 février, nous examinons avec soin la malade et nous la trouvons alors très améliorée. Le faciès est coloré, l'appétit est revenu avec les forces. La rate a diminué, elle ne dépasse plus le rebord costal, mais reste cependant perceptible à la percussion : elle n'est plus douloureuse spontanément. Le foie diminue également de volume. Les muqueuses gingivale, buccale et palpébrale reprennent leur couleur. Les souffles perçus au cœur ont diminué d'intensité, sont légers. A la piqûre le sang est plus coloré. Le pouls est plus fort. Les râles pulmonaires et la toux ont presque disparu. Les urines augmentent de volume, sont claires sans albumine.

Le 10 février, troisième injection d'hémoplase de 10 cc.

Le 12 février, nous revoyons la malade. A notre grande surprise elle est levée, se sent forte et demande à retourner chez elle. Le visage a repris ses couleurs, l'appétit est augmenté. Au cœur plus de souffles, les battements sont énergiques et normaux ; plus de souffle dans les vaisseaux du cou. Le pouls est d'amplitude normale. Aux poumons les râles ne s'entendent qu'après la toux. La rate n'est plus perceptible. Le foie reste cependant un peu gros, mais non douloureux. La surdité a presque entièrement disparu. A la piqûre, le sang a repris sa couleur normale. La malade part chez elle le 14 février 1907.

Comme on le voit d'après l'étude clinique de cette observation, l'amélioration et la guérison ont été rapides.

Observation XVII

(Due à l'obligeance de M. le Dr Gélibert.)

Adénite cervicale suppurée (tuberculeuse). — Dix injections d'hémoplase ; amélioration considérable.

Mlle Célestine J..., 16 ans, à Lyon. Père mort tuberculeux. Elle-même a fait de fréquentes maladies depuis son enfance : bronchites multiples, rumathisme tuberculeux, surtout dans le genou gauche. Il y a deux ans, elle présente de nombreux ganglions sous-maxillaires. A eu, depuis, de fréquentes poussées ganglionnaires toujours accompagnées de température élevée.

Actuellement, on voit de chaque côté du cou, sous les maxillaires, une série de glandes du volume d'un œuf de pigeon (12 à 14 gauche, un peu moins à droite). Plusieurs se sont abcédées et ont dû être ouvertes. Ganglions axillaires et inguinaux volumineux. Maux de tête violents et presque continus.

A partir du 1er juillet 1904, on pratique des injections de 10 cc. d'hémoplase, espacées de trois en trois jours. L'état général se trouve rapidement relevé. Toutes les fonctions organiques subissent une stimulation parfaitement indiquée par la malade, qui déclare respirer plus facilement et plus profondément, manger mieux et de meilleur appétit, et dormir mieux, car les céphalées se sont rapidement amendées jusqu'à disparition. L'aspect est meilleur; les paquets ganglionnaires ont subi une régression, particulièrement à gauche, où ils étaient plus volumineux et abondants.

En somme, amélioration rapide et considérable, principalement dans l'état général, mais aussi dans les manifestations localisées.

Observation XVIII
(Due à l'obligeance de M. le Dr Vigne.)

Entérite tuberculeuse; anémie consécutive. — Douze injections
d'hémoplase; guérison.

Mlle L... B..., 21 ans, à Lyon.

Antécédents héréditaires : Père et mère bien portants. Une sœur morte à 16 ans d'une entérite tuberculeuse. Une autre sœur bien portante.

Antécédents personnels : rougeole, coqueluche. A eu la varicelle à l'école normale.

Il y a un an, maux de tête assez violents et troubles digestifs.

Ces phénomènes s'atténuèrent ensuite pendant une période que la malade utilisa pour préparer l'école de Fontenay-aux-Roses, et pour passer un mois en Angleterre. A son retour, elle fut reprise de maux d'estomac violents. Douleurs dans la nuque et le dos. Amaigrissement assez accentué. Anémie avec souffle cardiaque. Inappétence; diminution notable des forces. Douleurs assez vives dans l'abdomen avec sensibilité à la pression, au niveau du cæcum et de l'S iliaque; un peu d'empâtement au même niveau. Digestions très pénibles. Alternatives de diarrhée et de constipation. Fausses membranes et glaires dans les selles. État fébrile aux environs de 37°8 et qui dure depuis cinq ou six mois.

Le sommet du poumon droit est douteux (légère submatité, obscurité respiratoire). La malade tousse un peu au réveil, crache peu et n'a pas eu d'hémoptysies.

— 103 —

Douze injections d'hémoplase sont administrées à partir du
30 mai 1905, à raison de deux injections de 10 cc. par semaine.

Après les deux premières injections, l'état local s'est peu modifié, mais la température s'est abaissée à la normale et s'y
maintient. L'appétit devient meilleur. Après la quatrième
injection, les douleurs abdominales s'atténuent, les coliques
disparaissent, les selles s'amollissent et se régularisent; elles
sont moins glaireuses et contiennent moins de fausses membranes.

A la fin du traitement la toux a complètement disparu. L'appétit est excellent, les digestions se font bien, sans douleurs,
sans somnolence. L'état neurasthénique s'est dissipé. L'état
général est satisfaisant. Le poids est augmenté de 1 kilogr. 500.
La malade sent reparaître ses aptitudes au travail. Le souffle
anémique du cœur a disparu. Au poumon, le jeu respiratoire est
meilleur et plus franc. Il persiste seulement un peu d'empâtement dans la fosse iliaque droite. La malade se considère comme
rétablie et s'en va achever sa convalescence à la campagne.

OBSERVATION XIX (résumée)

(Due à l'obligeance de M. le Dr Pierre Bœuf, à Marseille.)

Tuberculose du tube digestif. — Injections d'hémoplase ; amélioration.

Mme X..., 44 ans. Ulcérations tuberculeuses de la langue, du
pharynx... dysphagie, brûlures, cuissons dans la région stomacale à chaque essai d'alimentation ; diarrhée avec coliques.

La malade est mise au régime ovo-lacté, à l'acide lactique et à
la solanine de Robin, en même temps qu'elle commence le
traitement par l'hémoplase. La dysphagie cesse bientôt de même
que la diarrhée. On cesse alors la mixture à la solanine et l'on
continue les injections. A la fin du traitement la malade peut
tolérer les œufs, les pâtes, les purées, les viandes légères.
Devant cette amélioration, la malade se reprend à espérer.

Observation XX (résumée)
(Service de M. le Dr Mouisset. Hôtel Dieu.)

Morange (Antoine), 21 ans, verrier. Voici le résumé de l'observation : Adénites anciennes suppurées, bacillose pulmonaire avec emphysème vicariant augmenté par la profession ; bronchite aiguë récente ; anémie et faiblesse consécutives. Poids 66 kilogr. Les injections d'hémoplase de 10 cc. sont pratiquées dans la région fessière deux fois par semaine (janvier 1907). L'appétit qui était bon n'est pas modifié, le malade accuse un peu plus de force et tousse moins. Après cinq injections le poids est de 67 kilogr., mais l'état local n'a pas subi de modification. Le départ brusque du malade empêche la continuation du traitement.

Observation XXI
(Due à l'obligeance de M. le Dr Gazzola, à Nice.)

Tuberculose pulmonaire au début. — Quinze injections d'hémoplase ; amélioration considérable.

Mlle B. N..., 25 ans. Toujours bien portante jusqu'à l'âge de 19 ans. A ce moment, à Versailles, bronchite légère. Le père, fonctionnaire, est envoyé à Nice. La jeune fille, examinée, présente tous les signes de la prétuberculose : submatité très marquée au sommet droit, amaigrissement très prononcé, perte de l'appétit, etc. Soignée sans grande amélioration pendant quatre ans. En janvier 1906, on commença le traitement hémoplasique à raison d'une injection intra-musculaire de 10 cc. tous les trois jours. La première injection est suivie d'une douleur très vive dans la jambe et d'un léger frisson ; la malade se trouve dans l'impossibilité de marcher pendant un jour. Elle persiste néanmoins dans le traitement. Dès la troisième injection l'appétit est redevenu bon, le sommeil plus régulier, les symptômes pulmonaires sont très améliorés. Cette amélioration se maintient pendant plus d'un mois. On avait donné quinze injections. La malade réclame elle-même, deux mois après, de lui renouveler le traitement. L'amélioration première s'est accentuée durant la deuxième série d'injections.

OBSERVATION XXII

(Due à l'obligeance de M. le Dr Vigne.)

Tuberculose pulmonaire au début. — Douze injections d'hémoplase ;
guérison.

Mlle D..., 19 ans, domestique à Oullins. Pas d'antécédents héréditaires. Antécédents personnels : cette jeune fille, originaire d'un village de la Savoie, jouissait d'une santé exhubérante lorsqu'elle vint en service à Lyon. Changeant brusquement de genre de travail, elle ne tarda pas à s'étioler. Il y a un an, elle eut, en outre, à se surmener pour soigner nuit et jour, pendant plusieurs mois, une personne de la famille de ses maîtres. Elle eut à ce moment une légère bronchite de durée assez courte. Cependant, au début de cet hiver, la toux reprit, peu intense et suivie d'une expectoration peu abondante. Jamais d'hémoptysies. Amaigrissement rapide. Le poids s'est abaissé de 53 kil. à 49 kil. 500. Quelques sueurs nocturnes par périodes intermittentes. Pas de température. Dépression nerveuse assez accusée. Pas d'appétit du tout. Diminution très sensible des forces. Un médecin d'Oullins a posé le diagnostic de tuberculose au début et l'a fait confirmer par M. M..., médecin des hôpitaux de Lyon.

Vibrations thoraciques exagérées aux deux sommets, surtout à gauche. Submatité au sommet gauche. A l'auscultation : à droite, respiration légèrement voilée ; à gauche, inspiration humée, expiration prolongée et saccadée. Retentissement de la toux et de la voix ; quelques craquements secs.

Douze injections d'hémoplase sont successivement pratiquées dans les muscles fessiers, à partir du 15 février 1905, à raison de deux injections par semaine, sans aucun traitement concommittant. Dès les toutes premières injections, une stimulation sensible s'est manifestée dans les fonctions organiques. La malade s'est sentie mieux, plus gaie, plus forte. Elle accuse nettement une sorte de sollicitation à respirer plus largement, plus profondément. A la grande surprise de ses maîtres, qui s'intéressaient particulièrement à elle, elle s'est mise à manger d'une façon satisfaisante, puis avec grand appétit. Les sueurs nocturnes ont très rapidement disparu.

Progressivement, au cours du traitement, la toux s'est amendée pour disparaitre définitivement vers la neuvième injection. L'expectoration, d'abord muqueuse, est devenue fluente, aérée, puis a cessé totalement. Les signes sthétoscopiques ont suivi, de leur côté, une régression progressive, qui aboutit à la fin du traitement à la disparition de tout râle, et à la seule persistance, au sommet gauche, d'une rudesse respiratoire à peine perceptible. Le poids est de 53 kil. 300.

Les injections ont constamment été tolérées de la façon la plus parfaite, sans le moindre symptôme prurigineux, éruptif ou douloureux.

Résultats éloignés. — A deux ans d'intervalle, nous avons eu à plusieurs reprises, par son maître, des nouvelles de la jeune fille dont la santé s'est maintenue et qui est considérée comme définitivement guérie.

OBSERVATION XXIII

(Duc à l'obligeance de M. le Dr Vigne.)

Tuberculose pulmonaire au début. — Vingt injections d'hémoplase ; guérison.

Ab del Kader, 40 ans, cocher, Algérien. En France depuis dix-neuf ans. A toussé tout l'hiver dernier sans interrompre son travail. A pris au début de cet hiver une forte bronchite pour laquelle il est resté alité trois semaines, et dont il s'est incomplètement rétabli. Depuis cette époque a maigri très sensiblement, a perdu ses forces, tousse fréquemment et expectore assez abondamment des crachats muco-purulents, parfois striés de sang. Sueurs nocturnes abondantes qui obligent le malade à changer de chemise au moins trois fois chaque nuit et qui l'empêchent de

dormir. Appétit à peu près nul. Forces très diminuées, ce qui l a
contraint à abandonner sa profession. État général mauvais.
Température au voisinage de 38°.

A l'auscultation pulmonaire, on perçoit au sommet gauche, en
arrière et en avant, des craquements secs, très nets et abondants.
Inspiration rude ; expiration prolongée et saccadée. Rien au
cœur. Poids 72 kilogr.

Vingt injections d'hémoplase sont pratiquées, à raison de deux
injections de 10 cc. par semaine, sans aucun autre traitement
concomitant, à partir du 5 décembre 1904.

On observe dès le début du traitement une action antitoxique
très nette qui se traduit par la chute de la température, la diminution des sueurs nocturnes, l'atténuation de la fréquence de la
toux, la disparition rapide des troubles gastriques et consécutivement le relèvement de l'appétit.

Par la suite du traitement, ces symptômes d'amélioration
s'accentuent. Les forces se trouvent rapidement relevées. Le
malade éprouve un sentiment de bien-être sur lequel il est très
catégorique. Les sueurs nocturnes disparaissent complètement.
Le poids augmente dans des proportions sensibles ; il passe à
74, puis à 77 kilogr. Au poumon gauche, les craquements du
sommet disparaissent et l'on perçoit seulement une respiration
légèrement rude et soufflante. Le malade reprend son travail
avec entrain et se considère comme guéri.

Résultats éloignés. — Le malade est revu un an plus tard.
L'amélioration s'est accentuée. Il nous déclare ne s'être jamais
mieux porté. On ne perçoit à l'auscultation aucun signe
pathologique manifeste.

Deux ans après : même état.

OBSERVATION XXIV (résumée)

(Due à l'obligeance de M. le Dr P. Bœuf, à Marseille.)

Tuberculose pulmonaire au début. — Dix injections d'hémoplase ;
guérison.

C..., 18 ans. Craquements secs au sommet gauche, légère

toux, anorexie, amaigrissement, diarrhée tenace, fièvre vespérale,
tachycardie, céphalée persistante, anémie profonde. Après dix
injections intra-musculaires le poids est augmenté de 7 kilogr.,
la diarrhée a complètement disparu. L'auscultation du sommet
malade décèle une légère rudesse de la respiration. Les
muqueuses se sont colorées ; la fièvre a disparu.

Observation XXV (résumée)
(Due à l'obligeance de M. le Dr Vauthrin.)

Tuberculose pulmonaire au début. — Injections sous-cutanées
d'hémoplase; guérison.

Mme D..., ayant une sœur tuberculeuse; mariée elle-même à
un tuberculeux dont les lésions sont maintenant cicatrisées. Présente à la date du 6 novembre 1905 un léger affaiblissement du
murmure vésiculaire au sommet droit, avec un peu de submatité.
Elle est soumise au traitement par les injections sous-cutanées
d'hémoplase pendant les mois de novembre, décembre 1905 et
février 1906. Le 28 décembre, elle pesait 50 kilogrammes au
lieu de 48. Elle s'est bien trouvée du traitement et, à mon dernier
examen, je n'ai plus retrouvé de submatité au sommet incriminé.

Observation XXVI (résumée)
(Due à l'obligeance de M. le Dr Vauthrin.)

Mlle J. M..., 32 ans. Le 5 octobre 1905, bronchite généralisée.
Sommet gauche induré ; matité complète de toute la fosse sus-
épineuse, submatité de toute la région sous-épineuse. Le 12 octobre, la malade est prise de suffocations et présente un état
congestif avec crises d'asthme. Pleurodynie du côté gauche,
légers frottements pleurétiques. La température n'a jamais dépassé 38°5 le soir. Traitement : terpine, thiocol, injections de
morphine.

A partir du 20 octobre, amélioration manifeste, mais la malade
a des quintes de toux et se plaint de points douloureux sous le

sein droit. A gauche, légers frottements, pas d'épanchement, pas d'expectoration.

Le 2 novembre, le docteur Letourneur est appelé en consultation. Après examen minutieux, fait en commun, nous ne trouvons que de la matité à gauche, sans souffle, et la respiration, quoiqu'un peu diminuée, fait entendre le murmure vésiculaire jusqu'en bas avec quelques frottements. Toujours pas d'expectoration. A partir de ce moment, la malade est soumise au traitement par les injections sous-cutanées d'hémoplase, tous les deux jours. Tenue au lit jusqu'au 30 novembre, la malade commence à se lever. La matité a diminué, la respiration se fait mieux, plus de râles de bronchite. L'appétit est réveillé, le sommeil est assez bon et les forces reviennent. Les injections d'hémoplase sont continuées jusqu'à la fin décembre. Le mieux s'accentue, et à la date du 28 décembre 1905 la malade pèse 45 kil. 500, alors qu'avant sa maladie elle n'a jamais pesé plus de 45 kilogrammes.

En février, nouvelle série d'injections d'hémoplase.

Depuis cette époque, j'ai eu l'occasion de revoir Mlle J. M..., en mars, mai et septembre, et j'ai pu constater une disparition presque complète de la matité du sommet gauche.

OBSERVATION XXVII
(Due à l'obligeance de M. le Dr Emirzé, à Constantinople.)

Tuberculose pulmonaire au début; anémie considérable. — Douze injections d'hémoplase; guérison presque complète.

Mlle F..., âgée de 15 ans. Mère morte de tuberculose pulmonaire. Rien de remarquable du côté de ses parents collatéraux, ni dans ses antécédents personnels. Le médecin qui l'a soignée ayant porté le diagnostic de chloro-anémie prétuberculeuse, avait confidentiellement avisé son père, qui, très alarmé, me la conduisit.

Lors de mon premier examen, elle présentait en effet tout le tableau clinique d'une chloro-anémie avancée; en plus, une toux quinteuse mais espacée la rendait particulièrement impressionnable. A la poitrine, aucun signe sthétoscopique, si ce n'est un souffle léger et doux, cardio-pulmonaire. L'examen des crachats fut plus affirmatif. A la deuxième reprise, on a pu déceler quelques bacilles de Koch. La numération des globules rouges, montra diminution très notable (3 millions 1/2 par mill. cube). Institution du traitement hémoplasique sans aucune association d'autre médicament. Je lui injectai à la région fessière trois ampoules de 10 cc. par semaine, et au bout d'un mois environ (12 ampoules), la malade était littéralement métamorphosée. L'essoufflement, les palpitations, les vertiges, les lourdeurs d'oreille, les souffles anorganiques, l'anorexie, l'asthénie, les quintes de toux, etc., avaient complètement disparu. Le nombre des globules avait subi une progression ascendante, de sorte qu'au dernier examen on en comptait déjà 4 millions 1/2 par mill. cube. Depuis un an je la tiens encore en observation, et son état général se maintient toujours au même niveau, sans jamais faiblir. Elle n'a plus de douleurs dysménorrhéiques. Cependant l'examen des crachats, pratiqué de temps à autre, révèle encore la présence de quelques éléments suspects.

OBSERVATION XXVIII

(Empruntée au travail de M. le Dr Dumarest, médecin directeur
du Sanatorium d'Hauteville) (1).

Mlle Eugénie R..., 20 ans; entrée le 16 mai, sortie le 8 septembre 1906.

Diagnostic : Bronchite du sommet droit. Localement, cette malade a très peu de chose, mais depuis son entrée elle a constamment maigri. La température reste subfébrile et très irrégulière, malgré le repos. Anorexie. Forces très médiocres. Sueurs faciles.

Du 5 juin au 6 septembre, la malade reçoit vingt et une injections.

L'amaigrissement s'arrête dès le début du traitement. Le poids

____

(1) *Marseille médical*, 15 janvier 1907.

a une tendance à augmenter. L'appétit et les forces deviennent
très vite plus satisfaisants. La température revient lentement,
mais progressivement à la normale, en même temps que l'état
général s'améliore. Aucun changement localement.

OBSERVATION XXIX
(Empruntée au travail de M. Dumarest) (1).

M. Jean P..., 23 ans; entré le 5 février, sorti le 4 juillet
1906.

Diagnostic : Pleurésie sèche à la base gauche. Hémoptysies.
L'état général est plutôt faible. Asthénie légère.

Le malade reçoit huit injections du 5 juin au 3 juillet.

Dès la première, les forces et l'appétit sont accrus très sensiblement. A partir de la troisième injection, l'appétit du malade
devient violent, à tel point que ses camarades de table se plai-
gnent de sa voracité. L'asthénie disparait tout à fait pour faire
place à de l'excitation. Le malade se plaint de ne pouvoir rester
en place. Il dit qu'il a des forces de reste à dépenser. Le poids
augmente d'abord rapidement, mais, le malade se livrant ensuite
à un exercice immodéré, il reste stationnaire. L'état local s'est
amélioré régulièrement pendant comme avant le traitement.

OBSERVATION XXX
(Due à l'obligeance de M. le Dr Gélibert.)

Bacillose pulmonaire, induration et infiltration. — Sept injections
d'hémoplase, révulsion par les pointes de feu ; guérison.

M. Henri R..., 25 ans, employé de bureau à Lyon. Père mort
de phtisie pulmonaire. Mère se porte bien quoique atteinte d'un
fibrome utérin. Lui-même a toujours été sujet aux maux de
gorge. Bronchites répétées. N'a jamais craché de sang. Il y a un

----

(1) *Marseille médical*, 15 janvier 1907.

an environ, bronchite qui n'a pas obligé le malade à s'aliter, mais dont il ne s'est pas remis.

Actuellement, on constate à l'auscultation une respiration soufflante aux deux sommets. Mais alors qu'à droite il n'y a que des signes d'induration, on entend à gauche des râles humides nombreux. Empysème. Sueurs abondantes. Douleurs névralgiques surtout marquées à gauche. État général assez bon; crache peu. Mais oppression à la moindre fatigue.

Le 13 juin 1905. — Injection de 10 cc. d'hémoplase, non suivie de douleur.

20 juin. — Pas d'expectoration : deux ou trois crachats le matin. Tousse très peu. L'appétit est très bon. La dyspnée d'effort persiste. Nouvelle injection de 10 cc. Pointes de feu.

23 juin. — Dans la nuit du 21 au 22, a eu une éruption urticarienne aux reins, aux fesses, dans le dos. Cette poussée s'est accentuée dans la journée. Puis dans la nuit du 22 au 23 le malade en a vu sur tout le corps. La face est déformée, les paupières sont presque closes et atteintes d'un œdème mou et transparent. Courbature généralisée et fièvre. L'appétit n'a pas été modifié. Cet état a empêché le malade de venir et de recevoir la troisième injection qui est retardée de quelques jours. Il a eu il y a deux ans une poussée analogue à la suite d'une injection de sérum antidiphtérique, faite au régiment.

30 juin. — L'éruption et les nodosités cutanées ont persisté jusqu'au sixième jours après la piqûre; elle s'est terminée par les jambes et les pieds avec gros noyaux indurés et de l'œdème. Actuellement le malade va bien. Il tousse très rarement, crache très peu; ses névralgies intercostales ont diminué d'intensité. Il a bon appétit et digère bien. Injection de 10 cc. et pointes de feu sur les deux sommets.

4 juillet. — N'a pas d'érythème. Va bien aujourd'hui, se plaint seulement de quelques points douloureux, sans que l'auscultation révèle rien à leur niveau. Injection de 10 cc.

11 juillet. — Va beaucoup mieux. Les râles ont disparu au poumon gauche. Toujours quelques douleurs intercostales fugaces. N'a pas été incommodé par les dernières piqûres.

18 juillet. — État général très bon. Amélioration considérable de l'état local ; plus de râles ni de frottements. Il ne reste que des signes d'emphysème pulmonaire. Dernière injection de 10 cc.

OBSERVATION XXXI
(Empruntée au travail de M. le Dr Dumarest) (1).

M. Eugène M..., 31 ans ; entré le 9 avril, sorti le 8 août 1906.
Diagnostic : Bronchite généralisée bilatérale superficielle, avec foyer d'infiltration parenchymateuse aux deux sommets prédominant à gauche. Hémoptysies. Évolution fibreuse.

Ce malade, au début du traitement, s'améliorait très lentement, tout en gardant un état général médiocre.

Total de dix-huit injections, dont huit du 5 au 3 juillet et dix du 9 juillet au 6 septembre. Entre le 3 et le 10 juillet, accidents aigus fébriles de botulisme.

Dès la deuxième injection, l'appétit et les forces sont accrus très nettement. Le malade mange avec un appétit constant et régulier et voit son poids augmenter rapidement de 1,150 grammes.

Les accidents signalés détruisent malheureusement ce résultat, car le poids, en huit jours, diminue de 4 kilogr. État général plus mauvais que jamais. Anorexie. Perte des forces. Quelques sueurs.

On reprend les injections, et dès lors l'appétit et les forces reviennent très rapidement. Le poids augmente de nouveau et un mois exactement après, le malade a déjà repris un peu plus que les 4 kilogr. perdus. L'état général est redevenu bon. Les lésions locales n'ont pas paru influencées en quoi que ce soit durant toute cette période.

OBSERVATION XXXII
(Empruntée au travail de M. le Dr Dumarest) (1).

Mlle Pierrette B..., 18 ans ; entrée le 16 novembre 1905, sortie le 11 décembre 1906.

------

(1) *Marseille médical*, 15 janvier 1907.

Diagnostic : Fibro-caséeuse du lobe supérieur gauche avec épiphénomènes bronchiques.

Depuis plus de six mois que la malade est au sanatorium, l'amaigrissement a été constant, en dépit du repos absolu et de la suralimentation rationnelle. Les règles ont disparu depuis plus de six mois. Forces médiocres. Anorexie. Pas de fièvre.

La malade reçoit, du 5 juin au 10 décembre, vingt-deux injections.

Dès le début du traitement l'amaigrissement s'est arrêté. Puis la malade a repris du poids régulièrement ; augmentation totale de 3 kilogr. Les forces et l'état général sont très améliorés dès la troisième injection. L'appétit devient excellent. Enfin, à la cinquième injection, les règles sont revenues et se sont renouvelées régulièrement depuis. Les signes sthétoscopiques n'ont subi aucun changement.

OBSERVATION XXXIII

(Due à l'obligeance de M. le Dr Letourneur, à Paris.)

Tuberculose pulmonaire ; infiltration. — Dix injections d'hémoplase ; amélioration considérable.

M. X..., 35 ans, employé à Paris. Ancien douanier réformé pour tuberculose. Ayant été soigné par différents médecins et par les méthodes habituelles (suralimentation, huile de foie de morue, pointes de feu, etc.), maigrissait de plus en plus, et pesait 50 kilogr. 50, lorsqu'il vint me trouver, en octobre 1905. Infiltration de tout le poumon gauche (craquements humides de haut en bas de ce poumon). A droite, craquements au sommet. État général mauvais. Sueurs nocturnes. Expectoration très abondante (un plein crachoir d'hôpital par jour). Impossibilité de continuer son travail.

Avec le même régime, plus les injections d'hémoplase à raison de deux par semaine, pendant cinq semaines, le malade s'est transformé. Au bout de huit jours, plus d'expectoration, et, au bout de cinq semaines, il avait augmenté de 15 kilogr. Il a aus-

·sitôt repris son travail qu'il continue, ainsi que son traitement qu'il réclame, se sentant, dit-il, une vigueur nouvelle après chaque injection. Cependant, malgré l'amélioration considérable de l'état général, l'état local s'est peu modifié et les craquements humides persistent toujours dans le poumon gauche.

OBSERVATION XXXIV (résumée)
(Due à l'obligeance de M. le Dr P. Beuf.)

Tuberculose pulmonaire au second degré. — Dix injections d'hémoplase; guérison.

Mlle Br..., 20 ans, à Marseille. Légère dyspnée, palpitations, névralgies intercostales; toux sèche, brève, sans expectoration; fièvre vespérale, amaigrissement; tachycardie, éréthisme nerveux; troubles menstruels. Anorexie. Râles sous-crépitants au sommet gauche.

Une amélioration survient après la troisième injection. L'éréthisme nerveux disparaît, l'agitation nocturne fait place à un sommeil réparateur. L'appétit s'accroît.

Après la sixième injection, la malade a augmenté de 4 kilogr. Le mieux s'accentue de telle façon, qu'après la dixième injection les malaises du début ont disparu et qu'à l'auscultation on ne trouve plus au sommet gauche qu'un peu de rudesse de la respiration. Je n'ai plus revu, depuis, cette malade qui, se considérant comme guérie, est partie avec sa famille pour les environs de Poitiers.

OBSERVATION XXXV (résumée)
(Due à l'obligeance de M. le Dr Vauthrin.)

Bronchite généralisée chez un tuberculeux à la seconde période. — Injections d'hémoplase; guérison.

M. B..., 28 ans. Tuberculeux depuis quatre ans. Lésions du deuxième degré aux deux sommets. Ce malade, en traitement depuis deux ans, est en voie de guérison parfaite. Plus d'expectoration. Appétit assez régulier permettant de continuer la suralimentation prescrite.

Après une poussée congestive sérieuse du côté gauche, avec bronchite généralisée, en février 1906, on pratique des injections sous-cutanées d'hémoplase.

Relèvement rapide de l'état général. Depuis cette époque, la personne va bien.

Observation XXXVI
(Due à l'obligeance de M. le Dr Gélibert.)

Tuberculose pulmonaire à la seconde période. — Quatorze injections d'hémoplase, pointes de feu; guérison.

J. B..., 20 ans. Il y a trois mois, début de sa maladie pour laquelle il est rentré à l'Hôtel-Dieu, salle Sainte Élisabeth, où l'on fit le diagnostic suivant : Tuberculose pulmonaire; sommet gauche : râles humides, craquements en avant sous la clavicule: rien au sommet droit. Bacilles dans les crachats.

Actuellement, le malade présente les mêmes signes. Frottements pleuraux à la base gauche. Son état général est mauvais; lassitude extrême, amaigrissement (poids = 66 kilogr. 500); sueurs nocturnes, anorexie, dyspnée, fièvre (la température, prise à mon cabinet, est de 38°1). Le malade tousse beaucoup et ses crachats sont épais et striés de sang.

9 mai 1901. — Pointes de feu et injection de 10 cc. d'hémoplase (qui ne détermine aucune douleur locale).

13 mai. — L'expectoration est moins abondante, plus aérée; l'appétit est bien meilleur. Nouvelle injection de 10 cc.

16 mai. — La lésion pulmonaire gauche est en voie d'amélioration; les râles diminuent; souffle d'induration au sommet. Amélioration très notable de l'état général. L'appétit est excellent; les forces reviennent. Injection de 10 cc.

19 mai. — On n'entend plus de râles au sommet gauche, plus de frottements, mais seulement une respiration soufflante. A la base, du même côté, les frottements pleuraux diminuent d'intensité. La toux a presque disparu ; l'expectoration est insignifiante. Les nuits sont bonnes, sans fièvre, ni sueurs. L'injection précédente a été légèrement douloureuse vers 9 heures du soir (elle avait été faite entre 3 et 4 heures) ; il y avait, au niveau de la piqûre, un peu de rougeur qui a disparu au bout d'une demi-heure, avec la douleur elle-même. Pointes de feu à la base gauche et injection de 10 cc.

21 mai. — L'injection précédente a été un peu douloureuse pendant vingt-quatre heures et a produit un peu de rougeur locale. Le malade a accusé, hier, des douleurs fugaces dans les membres, quelques douleurs intercostales. Il a eu un léger mouvement fébrile, d'ailleurs complètement justifié par une angine simple. Injection de 10 cc., non douloureuse.

24 mai. — Les phénomènes dus à l'angine ont disparu. On constate encore une légère submatité au sommet gauche, où la respiration est toujours un peu soufflante. Le malade ne tousse plus qu'une fois ou deux, le matin, au réveil (quelques crachats muqueux). Injection de 10 cc.

27 mai. — A la suite de l'injection précédente, douleur qui a persisté un jour, au point de rendre la marche très pénible (un peu de rougeur locale). La lésion pulmonaire est en voie de cicatrisation complète. Il n'y a plus de submatité, plus de râles, même après la toux. On constate seulement une respiration légèrement soufflante et une expiration un peu prolongée. Presque pas de toux, ni d'expectoration. Le malade demande si on peut lui faire trois injections par semaine, pour activer la guérison avant son départ pour Hauteville. Injection de 10 cc.

30 mai. — État général très bon. Le malade pèse 68 kilogr. Il a commencé, il y a deux jours, à travailler son jardin, sans éprouver la moindre fatigue. Plus d'essoufflement. Injection de 10 cc.

2 juin. — Piqûre précédente légèrement douloureuse. Même état : on entend toujours quelques légers frottements à la base gauche. Injection de 10 cc., non douloureuse.

4 juin. — Expectoration un peu plus abondante ces deux derniers jours. Excellent état général. Pointes de feu à la base gauche. Injection de 10 cc.

11 juin. — Le malade fait de longues courses sans fatigue. Il ne tousse presque plus. Injection de 10 cc.

14 juin. — Très bon état. Injection de 10 cc.

17 juin. — La dernière piqûre a été plus douloureuse que de coutume ; il y avait localement un peu de rougeur. L'état général et local est toujours excellent. Très bon appétit, pas d'oppression, pas de sueurs, pas d'expectoration. Le malade ne se plaint plus que de quelques douleurs intercostales fugaces, tantôt d'un côté, tantôt de l'autre.

Au point de vue pulmonaire, il est impossible de distinguer le poumon qui a été malade, lorsqu'on ausculte en arrière. En avant, on trouve encore au sommet gauche, sous la clavicule, une expiration prolongée et un peu de retentissement de la toux et de la voix. Devant cet état on ne fait pas d'injection.

21 juin. — Injection de 10 cc. sur la demande du malade dont la santé est cependant toujours aussi bonne.

1er juillet. — La guérison parait complète. L'appétit est merveilleux. Il n'y a plus de toux, et l'on ne remarque rien à l'auscultation. Le sujet se plaint toujours de névralgies intercostales légères et fugaces. Poids 68 kilogr. 500. Injection de 10 cc.

9 juillet. — Même état. L'injection précédente a été peu douloureuse. Le malade ainsi guéri part pour le sanatorium d'Hauteville d'où il revient au milieu de mars 1905, florissant de santé, ayant pris 7 kilogrammes. L'auscultation ne révèle rien au sommet, ni à la base. On entend seulement à la partie moyenne du côté gauche quelques frottement pleuraux.

OBSERVATION XXXVII

(Due à l'obligeance de M. le Dr Gélibert)

Tuberculose pulmonaire à la seconde période. — Laryngite tuberculeuse. Quinze injections d'hémoplase ; guérison.

Claude J.., 37 ans, à Lyon. Antécédents héréditaires : mère morte de tuberculose pulmonaire. Deux frères morts de méningite en bas âge. Tuberculose dans toutes les branches collatérales de la famille. Antécédents personnels : a eu plusieurs bronchites.

Tousse tous les hivers, surtout depuis deux ans. L'état général qui s'était maintenu jusqu'alors s'est affaissé depuis trois mois environ. Le malade a dû se mettre au lit pendant cinq ou six jours il y a deux mois. Depuis cette époque, il a toujours toussé et craché. Actuellement, il est amaigri, pâle, il a de la fièvre hectique; il ne mange pas et dort mal. Sueurs nocturnes abondantes et pénibles; la toux est fréquente.

L'expectoration, abondante surtout le matin, est muco-purulente. Le moral est très déprimé, le malade connaissant ses tares familiales et se rendant compte de leur gravité. Granulations du pharynx. Grosses amygdales. Les cordes vocales sont infiltrées et la voix très voilée.

Sommet droit : Submatité très nette, expiration prolongée et soufflante sous la clavicule. Râles fins au sommet lorsqu'on fait tousser le malade. Bacilles de Koch par le Ziehl. Poids 59 kilogrammes.

Quinze injections d'hémoplase (10 cc.) sont pratiquées à partir du 11 juin 1904, à raison de deux injections par semaine, et sans aucun traitement concomitant. Les injections ont été complètement indolores; à la troisième injection toutefois, on observe une légère poussée érythémateuse, localisée sur la fesse du côté injecté, avec démangeaisons assez vives ayant duré vingt-quatre heures. Ces phénomènes ne se sont plus manifestés du reste par la suite, malgré qu'aucune injection n'ait été retardée.

Dès le début, le malade a éprouvé un sentiment très net d'euphorie qui retentit heureusement sur le moral. L'appétit s'est subitement amélioré.

Après la quatrième injection, le malade a pu passer des nuits très calmes et sans sueurs, alors qu'il était obligé jusque-là de changer jusqu'à deux fois les draps de son lit. La toux est aussi moins fréquente, et l'expectoration devient notablement moins purulente. La voix s'éclaircit; la température se maintient au voisinage de la normale.

Ces divers symptômes d'amélioration suivent une marche progressive, et à la fin du traitement, l'état est le suivant : plus de sueurs, expectoration une seule fois le matin, muqueuse et aérée. Les sommets restent soufflants, mais on ne perçoit plus aucun râle, même au moment de la toux. Pas de frottements. Les lésions pharyngiennes sont considérablement amendées. L'état général est des plus satisfaisants. Appétit considérable ; la confiance et l'entrain sont revenus. Poids 61 kilogr. 200. L'examen des crachats au Ziehl est négatif en ce qui concerne le bacilles de Koch. Le malade part à la campagne.

Observation XXXVIII
(Due à l'obligeance de M. le Dr Gélibert.)

Tuberculose pulmonaire à la seconde période. — Quinze injections d'hémoplase ; guérison.

Jean D..., 33 ans, marchand de vins à Irigny. Père mort d'un cancer de l'estomac. Mère morte diabétique et ayant toussé longtemps.

Il y a deux ans, le malade eut une bronchite aiguë, fébrile, qui débuta par des crachements de sang. Il dut s'aliter un mois et demi et passer dans le Midi une même période en convalescence. Depuis, a toujours toussé un peu. Expectorations assez abondantes et parfois striées de sang. Sueurs nocturnes assez abondantes. L'appétit laisse à désirer. L'état général est assez mauvais. Poids 64 kilogr. 700. Le soir, température au voisinage de 38°. Au sommet gauche, à l'auscultation, craquements humides jusqu'au niveau de la quatrième vertèbre.

A partir du 15 décembre 1904, quinze injections d'hémoplase sont pratiquées à raison de deux injections (de 10 cc.) par semaine, dans les muscles fessiers, sans aucun autre traitement concomitant.

On note, dès le début, le retour de l'appétit, l'amélioration des forces, la disparition des sueurs nocturnes et la chute de la température. Par la suite du traitement, les signes sthétoscopiques pulmonaires s'amendent. Les râles du sommet gauche deviennent perceptibles seulement après la toux et dans les inspirations très profondes. La toux s'atténue, l'expectoration devient moins abondante et se modifie.

Le malade peut vaquer à ses pénibles occupations, malgré les intempéries de la saison. Il se sent beaucoup plus fort. L'état général se relève rapidement.

A la fin du traitement, le poids est augmenté de 3 kilogr. 600. La toux et l'expectoration sont insignifiantes. Plus de température. L'aspect général est complètement transformé et les forces très suffisantes. Le sommet gauche est un peu soufflant, mais on n'y perçoit plus que quelques râles au moment de la toux. Le malade est en bonne voie de guérison et se considère, quant à lui, comme définitivement rétabli.

Observation XXXIX
(Due à l'obligeance de M. le Dr Vigne.)

Tuberculose pleurale et pulmonaire (second degré); anémie. Quatorze injections d'hémoplase; amélioration considérable.

Mlle Léa B..., 15 ans, à Lyon. Antécédents héréditaires : une sœur morte à 18 ans de tuberculose pulmonaire. Antécédents personnels : s'enrhume facilement les hivers depuis plusieurs années ; a eu, en 1903, une première bronchite qui a duré un mois environ, avec le caractère des bronchites aiguës simples ; une deuxième bronchite au mois de janvier 1905, où la malade a dû garder le lit pendant un mois, avec de la fièvre et une toux fréquente. Depuis deux mois, elle a des expectorations muco-purulentes abondantes, surtout le matin ; appétit médiocre. État général mauvais ; amaigrissement non enregistré mais assez sensible. Anémie considérable, lassitude continuelle, température 37°8.

A l'auscultation pulmonaire, on perçoit au sommet gauche, jusqu'au niveau de la troisième vertèbre environ, de nombreux râles humides en avant et en arrière. Inspiration pénible et rude, expiration prolongée. Rien au sommet droit. Aux deux bases on perçoit des frottements pleuraux.

Les crachats présentent de nombreux cocci. Pas de bacilles de Koch.

Quatorze injections d'hémoplase sont pratiquées, à partir du 30 mars 1905, à raison de deux injections de 10 cc. par semaine, et sans aucun autre traitement concomitant.

L'appétit se réveille rapidement en même temps que l'état moral se relève. La malade a la sensation que ses forces deviennent meilleures. L'expectoration diminue d'abondance et de fréquence ; ses caractères se modifient, elle devient exclusivement muqueuse. Progressivement l'aspect général se transforme, les joues se colorent.

Par la suite du traitement, la toux et l'expectoration deviennent insignifiantes. Le poids qui, les premiers jours, s'était élevé de 1 kilogr. 750, s'est augmenté de 3 kilogr. en trente-cinq jours. Les râles du sommet gauche sont beaucoup moins abondants. Les frottements des bases pulmonaires s'atténuent jusqu'à devenir imperceptibles. La température reste normale. A ce moment, la malade, qui se considère comme guérie, part à la campagne.

OBSERVATION XI

(Due à l'obligeance de M. le Dr Gélibert.)

Tuberculose pulmonaire (ramollissement). — Quinze injections d'hémoplase ; amélioration considérable.

M. M. N..., 25 ans, à Lyon. Hérédité tuberculeuse très chargée. Antécédents personnels : entérite dans l'enfance et pendant plusieurs années, bronchites faciles. Ulcère tuberculeux de la langue en 1903. Début de la maladie en décembre 1903 par une bronchite aiguë avec expectoration abondante, toux, état congestif, fièvre même le matin.

Le 20 janvier 1904, accès de fièvre exigeant le repos immédiat. La voix devient sourde et voilée. Albuminurie qui disparait par un régime lacté de vingt jours. État de faiblesse extrême ; le retour des forces est très lent, malgré le repos et la suralimentation. Le tubercule de la langue devient gros comme une noisette, puis éclate en laissant échapper, par une sorte de fusée partant du centre et allant percer le bout de la langue, un liquide blanc jaunâtre mêlé à un peu de sang; le tout diminue et reste dur. Râles constatés aux sommets des poumons. Légère hémoptysie. Départ à la campagne en mai, retour en juillet sans que l'état soit amélioré. Recrudescence de la bronchite en octobre.

Le 15 janvier 1905, nouvelle poussée fébrile avec râles dans les poumons. En dix jours tout disparaît; l'état des poumons s'améliore peu à peu. Les forces reviennent difficilement malgré l'appétit qui est resté assez bon. En avril, on constate toujours des râles humides au niveau des deux sommets. Enrouement de la voix.

Le 28 avril, injection de 10 cc. d'hémoplase. L'appétit devient immédiatement très bon. Dès la quatrième injection, l'expectoration diminue avec la toux, les forces sont plus grandes, la voix n'est plus enrouée et redevient claire.

11 mai. — Les forces sont bien supérieures. S'est mis à tousser un peu et à cracher depuis deux ou trois jours. Cinquième injection d'hémoplase (10 cc.).

15 mai. — A un peu de fièvre : 38°3 le soir. Gonflement des tubercules de la langue. Quelques crachats muco-purulents, surtout le matin. Toujours des râles humides aux sommets. Cependant le malade sent croître ses forces. Injection de 10 cc.

Rien de spécial jusqu'à la fin du mois.

27 mai. — Poussée fébrile : 39° le soir. L'appétit est mauvais. Embarras gastrique léger; diarrhée. Les crachats sont assez abondants le matin. Le malade éprouve une grande lassitude.

29 mai. — L'état est redevenu bien meilleur. La température atteint à peine 38°. L'appétit est bon, l'expectoration a diminué.

2 juin. — La température est normale. Les injections sont toujours indolores.

9 juin. — Amélioration locale : les râles ont diminué aux deux sommets. Les tubercules de la langue sont moins apparents. État général meilleur.

15 juin. — État stationnaire. Quelques frottements pleuraux, en avant et à gauche, occasionnant des douleurs fugaces et légères.

1er août. — Bon état général. L'appétit est normal, les digestions sont faciles. Les forces du malade sont revenues. Presque plus de toux; un ou deux crachats le matin. A l'auscultation, on entend encore aux deux sommets quelques râles humides, mais beaucoup moins nombreux. Les tubercules de la langue ont été cautérisés.

OBSERVATION XLI

(Due à l'obligeance de M. le Dr Vauthrin)

Caverne tuberculeuse ; cachexie profonde. — Injections d'hémoplase en plusieurs séries; amélioration momentanée.

Mlle B. D.., 25 ans. Sœur morte de tuberculose pulmonaire en février 1904. A cette époque, elle-même présentait déjà des lésions très nettes des deux poumons : induration du sommet droit, ramollissement de la moitié supérieure du poumon gauche. Survient une pleurésie sèche du côté gauche. Une caverne se creuse au sommet du même poumon.

En juillet 1905, la malade était arrivée à un degré extrême de cachexie, avec escarre au sacrum, muguet sur toute la langue et la muqueuse buccale. Son état état était désespéré. Avec des soins de tous les instants, on put obtenir une légère amélioration, au point que la malade a pu faire quelques rares sorties. Les lésions se sont cicatrisées un peu, mais la toux persistait sèche et fatigante.

En décembre, on pratique une dizaine d'injections sous-cutanées d'hémoplase qui ont relevé les forces de la malade. Les règles, supprimées pendant quelques mois, ont reparu. L'expectoration a presque complètement disparu.

En janvier 1906, huit injections; dix en mars, six en avril. Les dernières déterminèrent des phénomènes d'angoisse et d'oppression et on les cesse.

Depuis deux mois les lésions se sont ouvertes de nouveau; une nouvelle caverne est en voie de formation au niveau de l'omoplate droite ; l'expectoration est très abondante.

Observation XLII (résumée)
(Due à l'obligeance de M. le Dr Letourneur.)

Tuberculose pulmonaire au troisième degré. — Injections d'hémoplase ; amélioration considérable.

Mme X..., 10 ans, à C. (Seine-et-Oise). Mariée depuis un an. Tuberculeuse depuis deux ans. Actuellement (novembre 1905), la malade présente une caverne au sommet droit avec une zone d'infiltration circonvoisine englobant le tiers de ce poumon. Induration du sommet gauche. Amaigrissement rapide : la malade qui pesait 70 kilogrammes ne pèse plus que 55. État général très mauvais ; perte complète des forces, etc. De plus, laryngite tuberculeuse.

Injections d'hémoplase tout l'hiver. Les lésions qui étaient en voie d'aggravation rapide sont dans un état stationnaire. L'état général est complètement relevé ; la malade marche, circule dans la maison, fait quelques sorties, alors qu'elle était incapable de faire un mouvement. Le poids a augmenté de 5 kilogrammes.

Observation XLIII
(Due à l'obligeance de M. le Dr Gélibert.)

Tuberculose pulmonaire au troisième degré. — Dix injections d'hémoplase ; amélioration considérable.

M. M. P..., 35 ans, employé aux criées des Halles.

Antécédents héréditaires. — Mère morte de maladie indéterminée. Père mort ataxique. Une sœur morte à 25 ans de tuberculose pulmonaire. Un frère et deux sœurs en bonne santé, mais l'une de ces dernières a eu une bronchite très grave. Un enfant mort en bas âge. Deux autres bien portants.

Antécédents personnels. — Ni coqueluche, ni scarlatine. Dès la plus tendre enfance s'enrhume et tousse facilement (presque tous les hivers). Éthylisme.

Il y a deux ans, congestion pulmonaire du côté droit. Il y a un an, du même côté, pneumonie. Le malade a toujours toussé depuis cette époque; il a eu des hémoptysies il y a un mois et demi; nouvelle hémoptysie beaucoup plus abondante hier. A l'ordinaire l'expectoration, très abondante, est muco-purulente. Actuellement, il ne peut prononcer une parole sans tousser énormément. Dyspnée très vive au moindre effort et l'obligeant, par suite, à cesser tout travail. Fièvre vespérale, sueurs nocturnes; impuissance complète depuis dix-huit mois. A l'auscultation on note la présence d'une caverne au sommet droit et d'un emphysème généralisé.

On commence le traitement hémoplasique le 27 février 1905, par une injection intra-musculaire de 10 cc. On continue ces injections deux fois par semaine jusqu'au commencement du mois d'avril. Dès les premières, l'appétit augmente considérablement, les forces reviennent et la toux diminue. Les crachats ne sont plus striés de sang et les hémoptysies ne se reproduiront plus. La fièvre vespérale tombe; la température oscille alors entre 37°2 et 37°4. A la date du 24 mars on note : va de mieux en mieux; les forces reviennent très rapidement; la dyspnée disparaît au grand étonnement du malade ; plus de quintes de toux; expectoration presque uniquement muqueuse; appétit toujours très bon ; plus de sueurs nocturnes, le sommeil est paisible; à l'auscultation, moins de râles, mais sibilances, surtout du côté droit.

31 mars. — Poussée de bronchite légère, quelques frottements à la base droite.

4 avril. — Amélioration considérable. Plus de fièvre; presque plus de dyspnée à la suite des efforts. L'auscultation permet d'assister à la cicatrisation des lésions du sommet droit. Le malade un mois plus tard va faire un séjour à la campagne.

OBSERVATION XLIV
(Due à l'obligeance de M. le Dr Gélibert.)

Tuberculose pulmonaire, période cavitaire. — Douze injections d'hémoplase ; amélioration considérable.

M. Louis T..., 20 ans, modeleur-mécanicien, à Lyon.

Antécédents héréditaires : père et mère bien portants. Un oncle mort de phtisie pulmonaire. Un cousin mort également de phtisie et avec lequel il a beaucoup vécu.

Antécédents personnels : aucune maladie importante dans l'enfance. S'enrhumait facilement.

En novembre 1901 eut une grippe qui le tint au lit trois ou quatre jours. Il travailla trop tôt, et dut, au bout de quelques temps, s'aliter définitivement. Séjour à Hauteville du 27 mars 1902 au 25 juillet de la même année. Jamais d'hémoptysies, mais, après les applications de teinture d'iode, le malade avait des crachats striés de sang. Essaya sans succès le traitement à la « bacillosine » du docteur Livet, de Paris. A repris son travail pendant deux ans. Rechute au mois de septembre 1904, mais a pu continuer à travailler un peu. A cessé tout travail depuis le mois de décembre. Amaigrissement, teint plombé, sueurs nocturnes, fièvre (le soir la température s'élève à 39°2). Crachats purulents très abondants, le matin surtout. Mauvais appétit.

Examen des crachats : Nombreux bacilles.

Examen des urines : Pas d'albumine ni de sucre, mais des phosphates en excès.

Auscultation des poumons : Infiltration des deux tiers du poumon gauche, frottement pleuraux à la base gauche; infiltration de la moitié du poumon droit. avec une caverne au sommet.

On commence le 2 mai 1905 les injections d'hémoplase (10 cc. chaque fois, dans la région fessière). Le relevé de la température des jours suivants montre que la fièvre diminue progressivement jusqu'à n'accuser plus que 37°5 de température le soir, au lieu de 39°. Le malade se sent bien, il mange avec bon appétit. Il tousse moins, mais crache toujours beaucoup. Il s'endort très tard et a un sommeil un peu agité, mais il n'a plus de sueurs. Les râles muqueux ont diminué d'une façon notable.

Le 12 mai, les expectorations ont diminué de moitié au moins. Le malade ne crache presque plus dans la journée; il vide sa caverne le matin au réveil. L'état général est considérablement amélioré ; l'appétit est très bon, les digestions sont faciles, le teint est plus coloré.

15 mai. — L'analyse des crachats décèle encore de nombreux bacilles de Koch. L'état pulmonaire paraît stationnaire.

20 mai. — Augmentation considérable des forces. Toux beaucoup moins fréquente. Mais la température du soir est remontée à 38°. Rien de spécial à l'auscultation.

Les jours suivants, l'appétit se maintient toujours aussi bon et permet la suralimentation sans que surviennent de troubles digestifs. Peu de toux, peu d'expectoration. Le malade accuse beaucoup moins de dyspnée, il respire plus librement. A la date du 6 juin on note une nouvelle diminution des râles humides.

15 juin. — Ne crache presque plus. Le malade se sent très fort, il mange bien, n'a que très rarement des troubles digestifs. A l'auscultation, les râles muqueux ont complètement disparu. Indépendamment du souffle cavitaire à droite, on entend aux deux sommets un souffle d'induration fibreuse. Cependant l'analyse des crachats montre encore de nombreux bacilles de Koch. Le malade part à la campagne.

Revu un mois après, le malade ne présente aucune modification notable.

OBSERVATION XLV

(Due à l'obligeance de M. le Dr Gélibert.)

Tuberculose pulmonaire au troisième degré. — Quinze injections d'hémoplase ; amélioration considérable.

M. R..., à Lyon. Résumé du diagnostic : petite caverne tuberculeuse au sommet droit. Affaiblissement et amaigrissement considérables. Poids : 59 kilogr. 500. Pas de poussée fébrile actuelle. On commence les injections d'hémoplase le 15 février 1901.

Dès le lendemain de la première injection, la toux et les crachats disparaissent. Le malade qui, tous les jours, à 11 heures, avait une vomique, voit cette dernière réduite à un gros crachat de matière épaisse fibreuse.

Le 27 février, on note un état général excellent. Plus de sueurs nocturnes qui fatiguaient beaucoup le malade. A l'auscultation, on remarque la disparition du gargouillement et la diminution du souffle cavitaire.

3 mars. — Appétit excellent ; le malade a engraissé visiblement. Pas de sueurs nocturnes. La vomique de 11 heures a été ce matin un peu plus liquide, mais non plus abondante. Herpès autour des lèvres. Pas de température.

7 mars. — Expectoration à peu près nulle. Bon état général. Localement, les symptômes d'auscultation diminuent. La douleur au niveau de la piqûre a été assez vive ; une plaque rouge à ce niveau a persisté deux jours. Actuellement, il n'existe plus trace de l'accident.

15 mars. — Poids : 62 kilogr. 700. Amélioration locale considérable ; pas de gargouillement ; souffle léger au niveau de l'ancienne caverne. Pas de vomique ; deux ou trois crachats séparés.

27 mars. — État général très bon. Poids : 63 kilogr. Toujours pas de température.

5 avril. — Le malade n'a pas reçu d'injections depuis vingt jours.

Les crachements ont légèrement augmenté depuis dix jours environ. Toutefois, depuis les premières injections, le malade n'a plus jamais éprouvé le besoin impérieux de rendre une gorgée liquide. L'expectoration se fait actuellement sans effort et ne dépasse pas le volume d'un gros crachat. Aujourd'hui cependant, après vingt jours de suspension du traitement, le malade a rendu une petite gorgée. On reprend les injections.

19 avril. — Plus de crachats le matin, ni le soir. Un seul petit crachat vers 11 heures du matin. Jamais de température. Les injections ont été légèrement douloureuses. L'état général est excellent. L'amélioration locale se maintient. Poids : 63 kilogrammes. Rien de particulier les jours suivants. Le malade fait chaque matin une longue promenade de 6 heures à 7 h. 1/2.

22 mai. — Le malade se considère comme guéri. Il ne tousse plus, son expectoration est à peu près nulle. L'état général est excellent ; les forces sont revenues complètement et le malade prétend qu'il ne s'est jamais aussi bien porté. Il n'y a plus qu'une chose qui l'inquiète : c'est la déformation de ses doigts en baguettes de tambour. Pas de dyspnée.

Localement, plus de gargouillements, plus de râles, mais simplement un soufle très léger au niveau de la caverne ancienne.

On revoit le malade dix-huit mois après le commencement du traitement. Le résultat s'est maintenu ; il ne s'est produit aucune poussée nouvelle.

CONCLUSIONS DE CES OBSERVATIONS

Ce qui ressort avant tout de la lecture de ces observations c'est, pour ainsi dire, la dualité de l'action hémoplasique : l'hémoplase apparaît comme un agent reconstituant et aussi, dans certains cas, comme un agent antitoxique. Hâtons-nous de le dire, la première action est de beaucoup la plus importante; elle se manifeste toujours, ou presque toujours, quelle que soit la maladie traitée.

Cela se conçoit du reste. Par les éléments chimiques qu'elle distribue sous une forme essentiellement rationnelle, par certains éléments biologiques de nature encore mal définie, agissant à la façon des divers extraits opothérapiques, électivement sur l'ensemble des éléments figurés du sang, l'hémoplase se montre un reconstituant très actif. Les observations en font foi. Dans presque tous les cas, dès les premières injections, apparaît une stimulation manifeste de toutes les fonctions de l'organisme. L'appétit est réveillé, les forces reviennent, le poids augmente, l'hématopoïèse s'accentue.

L'hémoglobine que l'hémoplase contient en fait un

produit particulièrement actif dans la chlorose et dans les chloro-anémies en général. L'administration du fer par la voie gastrique s'accompagne de troubles connus depuis longtemps (phénomènes toxiques, constipation, intolérance gastrique, sans parler de l'inconvénient provenant de la coloration des dents). Les quelques essais d'introduction, par la voie hypodermique, de préparations ferrugineuses solubles n'ont pas donné de brillants résultats; les injections de peptonate, de cacodylate de fer, sont très douloureuses et déterminent des accidents locaux parfois assez graves. M. le professeur Lépine a montré, d'autre part, que les injections de composés ferrugineux déterminaient des phénomènes toxiques (hémoglobinurie avec albuminurie). Dans l'hémoplase, au contraire, l'hémoglobine est contenue à un état tel qu'elle est facilement absorbée par le globule rouge et non éliminée en nature par le rein. Ainsi la richesse en hémoglobine du globule sanguin s'accroît et sa valeur respiratoire est augmentée.

C'est grâce à l'action stimulante dont nous venons de parler que l'hémoplase donne, dans la tuberculose pulmonaire, des résultats encourageants. Le malade, en effet, trouve en lui-même la majeure partie des éléments nécessaires à son relèvement et à son salut. Mais il est souvent impuissant à mettre spontanément en jeu ces forces, qui se trouvent latentes dans son organisme. Il a besoin d'un élément étranger qui les suscite, les réveille, les organise, voire même qui fasse l'appoint nécessaire si quelque élément vient à leur manquer.

Il faut se garder de voir, dans l'hémoplase, un mode spécifique du traitement des affections tuberculeuses.

Nous venons de dire qu'elle agit surtout, dans ces cas, par le relèvement des fonctions des différents organes. Mais il y a autre chose. Grâce à son mode de préparation et d'administration, elle permet l'introduction effective, sans altération, des éléments de défense organique normalement inclus dans les globules d'animaux sains ou réfractaires à certaines affections. Elle exerce ainsi une sorte d'action antitoxique, qui, si elle n'a pas une prise directe sur les phénomènes morbides tuberculeux, est néanmoins à même d'amender certains d'entre eux parmi les plus rebelles (sueurs profuses, toux, fièvre, etc.). Les observations communiquées par M. le Dr Gélibert sont particulièrement probantes à cet égard.

Nous pouvons donc conclure, avec le Dr Dumarest, (*Marseille Médical*, 15 janvier 1907), que l'hémoplase n'a pas une action spécifique sur l'intoxication tuberculineuse ni sur les lésions viscérales, mais qu'elle possède « une action de stimulation et de sollicitation dynamogénique générale des plus manifestes; c'est un excellent stimulant de la nutrition et peut-être un médicament d'épargne ».

Nous venons de voir quelle est l'action de l'hémoplase. Nous en déduisons immédiatement ses indications. L'hémoplase peut s'appliquer à tous les cas de déchéance organique, quelle qu'en soit la cause provocatrice (cancer, tuberculose, paludisme, chlorose, hémorragie, convalescences, etc.). Nous ne connaissons aucune contre-indication, en dehors des tuberculoses très avancées ayant lésé le rein, et des diabètes graves.

D'une façon générale, les injections sont très bien supportées. Dans les quelques cas où elles ont été douloureuses, il faut accuser un mauvais choix du lieu d'injection. Nous ne ferons que signaler les érythèmes légers, qui parfois sont survenus au niveau de l'injection, sans présenter aucune gravité ni persister plus d'un ou deux jours, les accidents passagers (crises de dyspnée, hémosialhorrée) qui, une ou deux fois, apparurent chez certains malades nerveux.

Les observations résumées qui suivent nous ont été communiquées par M. le professeur agrégé Jean Lépine et proviennent des services de l'Asile de Bron dont il a la charge (clinique et pensionnat).

Observation I (résumée)

Mme A..., 33 ans, est atteinte de mélancolie avec confusion mentale, datant de plusieurs mois déjà, et survenue au cours de la lactation. Lourde hérédité névropathique et même vésanique. Dénutrition générale, amaigrissement, perte des cheveux, sillons profonds des ongles. Intégrité des viscères, qui semblent surtout en état d'hypofonctionnement.

Poids à l'entrée (novembre 1005) : 56 kilogrammes. Après un mois et demi de traitement médical par l'arsenic et la strychnine, l'amélioration est faible, l'état mental demeure très troublé. Le poids est stationnaire, à 56 kilog. 500.

Le 10 janvier 1006, première injection d'hémoplase.

Le 23 janvier, après la troisième injection, P. : 57 kilog.

Le 26 janvier, après la cinquième injection, P. : 57 kilog. 400.

Le poids se maintient à ce chiffre avec des oscillations insignifiantes.

Le 0 février, après treize injections, on note une amélioration très grande de l'état mental et de l'état physique. Les règles, supprimées depuis plusieurs mois, reparaissent. On fait encore

douze injections d'hémoplase, jusqu'à la sortie, au commencement
d'avril. La malade part donc dans un état de santé très satisfaisant, à peu près guérie de ses idées mélancoliques.

La confusion mentale a complètement disparu. Le poids était
alors de 59 kilogr. 200. Le traitement a été, chez cette malade,
d'une utilité évidente.

Observation II (résumée)

Mme B..., 30 ans. Hystérie ancienne, cerveau un peu débile.
Mélancolie progressivement apparue au moment de la ménopause,
vers 47 ans, et traversée par des phases d'agitation légère.
Mutisme. Chronicité. Constipation opiniâtre, intégrité du rein,
mais subictère par périodes. Une série de vingt-cinq injections
d'hémoplase est suivie d'une amélioration nette, mais incomplète
et relativement transitoire.

Observation III (résumée)

Mme C..., 52 ans. Ancienne hystérique, idées de persécution
vagues, hallucinations, état anxieux avec évolution démentielle
à marche rapide. Un grand nombre d'injections d'hémoplase ont
été faites chez cette malade, qui présentait une anorexie absolue,
et ont permis de retarder pendant longtemps l'alimentation à la
sonde, qui est devenue finalement nécessaire. Ici aucune action
directe sur l'état mental; mais la médication a été utile au point
de vue général.

Observation IV (résumée)

Mme D..., 20 ans. Confusion mentale hallucinatoire avec agitation, d'origine puerpérale. Ancienne hystérique. Hérédité
névropathique chargée. Très confuse, anémique, déprimée,
état saburral très prononcé du tube digestif, albuminurie légère.

Quinze injections d'hémoplase ont été faites chez elle en deux mois et demi. Sous leur influence, la pression artérielle, qui était de 10 1/2 avant le traitement (sphygmomanomètre de Potain), s'est élevée à 14. Le sang a subi également des modifications utiles au point de vue du nombre des globules et de l'équilibre eucocytaire. L'amélioration de l'état mental a été nette. La malade a été retirée par sa famille étant encore assez confuse. On a appris qu'elle avait rechuté depuis et était devenue démente.

Observation V (résumée)

Mlle E..., 32 ans. Ancienne hystérique, lourde hérédité névropathique, débilité mentale congénitale, stigmates physiques multiples de dégénérescence, tuberculose torpide des sommets. État mental chronique de semi-confusion, traversé par des périodes d'agitation légère avec anxiété. Tendance mélancolique générale, allant parfois jusqu'à la stupeur, d'où la malade sort assez facilement sous l'influence de la strychnine et de l'arsenic.

A trois reprises, pendant une période de huit mois, on fait une série d'injections d'hémoplase (douze à quinze par série). Chaque fois, on a observé une amélioration légère de l'état général, une élévation de la pression artérielle de 12 à 14, une augmentation du poids et un léger progrès de l'état mental. Mais cette amélioration s'est chaque fois manifestée dans les premiers jours du traitement, comme si l'action thérapeutique était plutôt un effet d'excitation générale que l'effet direct du médicament.

Observation VI (résumée)

Mlle F..., 20 ans. Confusion mentale avec agitation maniaque et intervalles de mélancolie. A certains moments, la confusion était extrême. A deux reprises, on a fait chez elle des injections d'hémoplase, qui ont été suivies d'une diminution de l'état de confusion. Mais, en même temps, la malade s'est excitée chaque fois, et, pour ce motif, on n'a pas continué. Après sept mois la malade a fini par guérir complètement, par un traitement médical varié.

OBSERVATION VII (résumée)

Mme G..., 50 ans. Alcoolique, mélancolique, délirante, confuse, anxieuse, hallucinée, atteinte de rétrécissement mitral spasmodique. Douze injections d'émoplase ont été faites et semblent avoir agi efficacement et avoir contribué à la guérison. Mais l'évolution ultérieure a été marquée par une rechute et une nouvelle amélioration quasi-spontanée. Cette observation es donc peu probante en ce qui concerne l'action de l'hémoplase.

CONCLUSIONS DE CES OBSERVATIONS

En résumé, dans les cas qui précèdent, l'hémoplase a été souvent d'une utilité évidente, elle n'a jamais été véritablement nuisible. Dans un cas son emploi a été arrêté, en raison de l'excitation légère que la malade, très impressionnable, éprouvait à la suite des injections. Mais en même temps, l'état de confusion où elle se trouvait semblait s'améliorer.

Il semble que son action soit surtout manifeste chez les individus en état de dépression, dont le fonctionnement viscéral est paresseux, mais qui n'ont aucune tare organique. Elle agit peut-être, en pareil cas, comme stimulant des processus normaux, en particulier, le fonctionnement des organes hématopoïétiques.

CHAPITRE VII

MODE D'ADMINISTRATION

Nous n'aurons en vue, dans ce chapitre, que l'hémoplase liquide, c'est-à-dire l'hémoplase qui a été employée dans tous les cas faisant l'objet de nos observations. Nous laisserons de côté les autres préparations hémoplasiques sous forme de poudre ou de dragées.

L'hémoplase, ainsi entendue, peut évidemment être administrée par la voie buccale. Mais cette méthode, tombe sous le coup des critiques que nous avons adressées à certains procédés d'utilisation du sang, et nous ne pensons pas que les différents éléments organiques qui composent l'hémoplase puissent subir sans inconvénients le contact des sécrétions gastriques ou intestinales. Il se produirait forcément, sous l'action de ces dernières, des désintégrations fort préjudiciables à la valeur thérapeutique du produit protoplasmique.

Le mieux est, sans aucun doute, d'introduire directement l'hémoplase, soit dans les vaisseaux eux-mêmes (voie intra-veineuse), soit simplement dans les tissus (voie sous-cutanée).

La voie intra-veineuse nécessite des précautions spéciales qui la rendent inabordable à la plupart des praticiens. Nous avons déjà insisté sur les inconvénients de cette méthode, à propos de la transfusion du sang.

Par la conception même d'où elle est issue, par la nature des agents physiologiques dont elle se propose l'utilisation, l'émoplase trouve dans la méthode hypodermique son mode d'emploi le plus rationnel et le plus parfait.

La voie sous-cutanée est, en effet, d'une grande facilité d'application, soit que l'on s'arrête dans le tissu cellulo-adipeux où l'hémoplase est généralement bien résorbée (voir les observations du Dr Vauthrin), soit que l'on pratique l'injection intra-musculaire qui constitue le véritable procédé de choix, en raison de l'absorption plus directe et plus facile.

L'injection intra-musculaire peut être faite (Cf. injections mercurielles) (1) en différentes régions pourvues de masses musculaires épaisses et non traversées de gros vaisseaux ou de troncs nerveux importants ; ainsi la région scapulaire utilisée par M. Julien, l'ensellure lombaire, la région fessière. Cette dernière est de beaucoup la plus propice et la plus utilisée.

Sur cette surface importante qui s'étend de la hanche au pli fessier, on a préconisé certains points d'élection qui varient avec les auteurs. Les plus connus sont :

1° Le point de Galiot, situé à l'intersection de deux lignes, dont l'une horizontale, passant à trois travers de doigts au-dessus du grand trochanter, l'autre verticale passant par le tiers interne de la fesse.

2° Le point de Barthélemy, situé approximativement

______

(1) Les injections mercurielles intra-musculaires dans la syphilis. (Thèse doct., Paris, 1907.)

sur le milieu du bord externe du muscle grand fessier.

3° Le point de Fournier, situé dans le tiers supérieur de la fesse.

4° Le point de Smirnoff, situé au niveau du grand trochanter (1).

La plupart des points ainsi déterminés siègent donc, on le voit, sur la partie supérieure de la fesse, et il y a, à ce fait, une raison anatomique : la précaution essentielle à observer, en effet, en pratiquant l'injection, consiste à éviter de porter l'aiguille sur la région d'émergence du sciatique, ou dans son voisinage trop immédiat. C'est vraisemblablement pour avoir négligé cette recommandation que certains praticiens ont, dans leurs observations, noté une douleur plus ou moins vive, plus ou moins persistante à la suite d'une injection. Nous n'avons, pour notre part, jamais observé de douleur.

Ce point à éviter est bien localisé et facile à déterminer. Il est situé sur une ligne allant de l'épine iliaque postéro-inférieure au grand trochanter. M. le Dr Louis Camous, de Nice, à la suite de mensurations méthodiques, le place sur cette ligne, à 8 ou 8 centimètres et demi de la ligne médiane.

Or, dans toute la portion qui s'étend au-dessus de cette ligne, et jusqu'à la hanche, on peut, sans aucun inconvénient sérieux, piquer en un point quelconque. Dans cette zone se rencontrent précisément les points de Galiot, de Barthélemy, de Fournier. Mais il n'est nul

---

(1) Le docteur Mario Truffi, à la suite de recherches récentes, situe la région d'élection pour les injections intra-musculaires de mercure sur une ligne oblique, allant du sommet du trochanter à l'épine iliaque postéro-supérieure.

besoin de s'astreindre à des menstruations minutieuses pour déterminer et choisir l'un ou l'autre de ces points. Toute la région est bonne. C'est la région supéro-externe de la fesse, celle qui correspond anatomique-ment à la fosse iliaque externe tout entière, ou aux trois quarts supérieurs du muscle fessier. En un point quel-conque de cette région, on peut piquer, sans risque et sans appréhension.

On enfoncera l'aiguille franchement, d'un seul coup, ce qui est toujours moins douloureux, de 4 centimètres environ, davantage s'il s'agit d'un sujet très adipeux, un peu moins, s'il s'agit de sujets très maigres. Chez ces derniers, on évitera de la sorte, de buter sur l'os iliaque, et de faire, sur le périoste, une blessure qui se traduit sur-le-champ par une douleur caractéristique, la plupart du temps sans autre conséquence du reste. La direction à donner à l'aiguille est perpendiculaire au plan des tissus ou légèrement oblique de dehors en dedans et de haut en bas. L'aiguille est, de préférence, mise en place seule, de façon à ce que l'on puisse s'assurer, par l'ab-sence d'hémorragie sur l'embout, que l'on n'est pas dans un vaisseau. Après quoi, maintenant fermement cet em-bout pour ne pas faire varier la position de l'aiguille, on arme celle-ci au moyen de la seringue préalablement remplie.

Chez les femmes, en raison de la compression qui peut résulter du port du corset, on s'appliquera à ne pas por-ter l'aiguille trop haut dans la région indiquée.

Le remplissage de la seringue s'effectue, la seringue étant munie de son aiguille. L'exiguïté du col des am-poules d'hémoplase ne permet pas de puiser avec la seringue elle-même. La seule précaution à prendre est d'attendre qu'aiguille et seringue soient à une température inférieure à celle de la coagulation de l'hémoplase (30° environ). Il peut aussi se produire dans le corps de pompe, au moment de l'aspiration, une certaine quantité de mousse, due à la nature albumineuse de l'hémoplase. On aura soin d'éliminer cette mousse avant de l'injecter.

Les précautions d'asepsie ne diffèrent en rien de celles qui sont prises en toute pratique de ce genre (stérilisation soigneuse de la seringue et de l'aiguille, lavage de la région à l'alcool, à l'éther, obturation au collodion antiseptique.

La stérilisation des instruments se fera parfaitement par l'ébullition prolongée. Toutefois, pour que ce procédé, très commode, puisse être recommandé, il vaut mieux que le piston de la seringue soit en todonite, composition spéciale qui résiste à la chaleur sans s'amollir. L'aiguille devra être, autant que possible, en platine irridié.

Les ampoules d'hémoplase sont de dix centimètres cubes. On en injectera une tous les deux ou trois jours, selon l'effet que l'on veut obtenir. Généralement, on pratique deux injections par semaine. Toutefois, l'hémoplase n'ayant aucune toxicité, le nombre de ces injections peut, s'il est jugé utile, être porté sans inconvénient à trois par semaine, espacées de deux ou trois jours. La durée du traitement varie avec la nature et la gravité des affections ; elle peut n'être que de quelques semaines, dans les formes simples, mais il n'y a aucun inconvénient à la continuer plus longtemps.

Si, pour quelque raison, on croyait devoir réduire la dose à cinq centimètres cubes, pour la première injection, on aurait soin de jeter le liquide non utilisé qui, en aucun cas, ne devrait servir pour l'injection suivante. De même, on n'emploiera jamais le contenu d'une ampoule ouverte antérieurement.

CONCLUSIONS

1° Les travaux les plus récents des biologistes, et, en particulier, ceux d'A. Gautier, d'O. Loew, d'Ehrlich, etc., ont mis en relief, dans la masse protoplasmique des cellules de l'organisme, une énergie spéciale (énergie plasmique), une vie intense caractérisée par un ensemble de phénomènes complexes dont certains, et non des moindres, sont à la fois l'effet et la cause de l'activité cellulaire : nous voulons parler de l'élaboration des ferments solubles ou diastases, doués de propriétés réductrices ou oxydantes (soit directement, soit, ce qui est le cas ordinaire, d'une façon indirecte), et jouant dans les phénomènes d'assimilation et de désassimilation un rôle des plus importants. C'est cette action spécifique de chaque cellule qu'a voulu utiliser, dans un but thérapeutique, la méthode de Brown-Séquard.

2° D'autre part, l'étude de l'immunité, naturelle ou acquise, a montré que les substances actives renfermées dans les sérums (antitoxines, anticorps, etc.) ne sont pas élaborées par le sérum lui-même, mais par le protoplasma cellulaire (leucocytes d'après Metchnikoff, toute molécule vivante, d'après Ehrlich).

3° Ces notions devaient conduire MM. A. et L. Lumière à la recherche intégrale et à l'utilisation thérapeutique du seul contenu protoplasmique des cellules de l'organisme. Ainsi, cette nouvelle méthode, la plasmothérapie, qui emprunte ses agents et ses moyens thérapeutiques à la substance protoplasmique elle-même, débarrassée de son stroma, semble devoir, à *priori*, être supérieure à la sérothérapie dont les agents consistent en extraits glandulaires obtenus d'une façon obscure. *

4° L'hémoplase est le produit liquide obtenu en traitant le sang par cette méthode. Dans l'hémoplase sont contenus les éléments du globule sanguin, avec ses sécrétions organiques, mais débarrassés des stromas inutiles ou dangereux. Les concepts récents admis sur le fonctionnement physiologique du sang, permettent de se rendre compte de la valeur d'un produit dont les agents actifs peuvent être administrés par la voie sous-cutanée, c'est-à-dire dans des conditions d'intégrité absolue. Ainsi se manifeste l'originalité de cette plasmothérapie sanguine, après les différents procédés (transfusion, etc.), qui ont cherché à utiliser le sang dans le traitement de certaines affections.

5° Les expériences de laboratoire ont montré que l'hémoplase n'a qu'une toxicité insignifiante, que grâce à la facilité d'absorption de son hémoglobine, elle a dans les anémies une action bien supérieure à celle de l'oxalate de fer, que grâce à ses propriétés toni-nutritive et antitoxique (d'ordre tout à fait général), elle retarde ou même arrête l'évolution tuberculeuse expérimentale.

** Prière de rétablir la phrase ainsi :*
à la sérothérapie qui n'utilise que les sérums, et à l'opothérapie dont les agents consistent en extraits glandulaires, etc.

6° Les expériences cliniques ont confirmé ces premières vues. Administrée dans toutes les anémies, quelle que soit la cause de celles-ci (nous excepterons les anémies pernicieuses où elle n'a pas été expérimentée), l'hémoplase a donné de bons résultats, et a montré, dans certains cas, une supériorité évidente sur les divers procédés de la thérapeutique usuelle.

a) D'une façon générale, sans entrer dans le détail de son action dans chaque cas particulier, on peut dire que l'hémoplase est un stimulant énergique, qu'elle relève l'appétit, les forces, le poids, qu'elle fait augmenter le nombre des globules rouges, qu'elle combat enfin, chez les bacillaires, certains phénomènes morbides, d'origine toxique, tels que la toux, les sueurs profuses et parfois la fièvre.

b) Dans la chlorose en particulier, l'hémoplase constitue un remède de choix, car, en outre de ses principes nutritifs, elle contient une quantité notable d'hémoglobine, complètement assimilable : son mode d'administration la rend supérieure à toutes les autres préparations ferrugineuses, employées par la voie hypodermique, dont l'usage n'est jamais exempt d'inconvénients.

c) Dans la tuberculose, surtout à son début, elle agit d'une façon évidente, grâce à ses propriétés stimulante, toni-nutritive et antitoxique. Mais il faut se garder de voir en elle un mode de traitement spécifique des affections tuberculeuses; cette action semble réservée, logiquement, à l'hémoplase provenant d'animaux immunisés.

10 bi

7° L'hémoplase est indiquée dans tous les états de déchéance organique, à quelque cause qu'ils se rattachent (chlorose, cancer, tuberculose, paludisme, dyspepsie, neurasthénie, convalescence, hémorragie, etc.), et dans certaines de leurs conséquences (confusion mentale en particulier).

Il n'y a à l'emploi de l'hémoplase aucune contre-indication formelle. On conseille cependant de s'abstenir de son emploi dans les cas de tuberculoses avancées, ayant lésé le rein et provoqué de l'albuminurie, ainsi que dans les cas de diabète grave.

8° L'hémoplase s'administre en injections intra-musculaires à raison de deux injections de 10 cc. par semaine, pendant une période de six à sept semaines, et bien au delà quand il est nécessaire. Ces injections sont d'une inocuité absolue, parfaitement tolérées et rapidement absorbées.

ABELOUS. — Sur la présence dans l'organisme animal d'un ferment soluble décomposant l'eau oxygénée. (Soc. de Biologie, 6 mai 1899.)

ABELOUS et ALOY. — Sur l'existence dans l'organisme animal d'une diastase à la fois oxydante et réductrice. (C. R. de l'Académie des Sciences de Paris, t. CXXXVII, p. 885.)

ABELOUS et BIARNÉS. — Sur le pouvoir oxydant du sang. (Archives de Physiologie, 1891.)

— Mécanisme des oxydations organiques. (Soc. de Biologie, 1896.)

— Expériences relatives à l'existence chez les mammifères d'un ferment soluble. (Soc. de Biologie, 7 mai 1898.)

ABELOUS et GÉRARD. — Sur la présence dans l'organisme animal d'un ferment soluble réduisant les nitrates. (C. R. de l'Acad. des Sciences, t. CXXIX, p. 56.)

— Sur la présence dans l'organisme animal d'un ferment soluble réducteur. Pouvoir réducteur des extrait d'organes. (C. R. de l'Acad. des Sciences, t. CXXIX, p. 164.)

— Sur la coexistence d'une diastase réductrice et d'une diastase oxydante dans les organes animaux. (C. R. de l'Acad. des Sciences, t. CXXIX, p. 1.023.)

— Transformation de la nitro-benzine en phénylamine par un ferment réducteur hydrogénant de l'organisme. (C. R. de l'Acad. des Sciences, t. CXXX, p. 420.)

— Principes réducteurs des tissus vivants. (C. R. du Congrès international de Chimie, 1900.)

ACHALME. — Recherches sur la présence des ferments solubles dans le pus. (Soc. de Biologie, 1er juillet 1899.)

ACHARD. — Les ferments du sang et leur intérêt clinique. (Gazette hebd. de méd. et de chir., 17 nov. 1901.)

ALBERTONI. — Rendiconti delle ricerche sperimentali eseguite nel gabinetto di fisiol. della R. univ. di Siena. Milan 1876.

ARLOING. — Les virus.

ARNOZAN. — Précis de thérapeutique. (Collect. Testut.)

ARSONVAL (d'). — Acad. de Méd., 23 fév. 1892.

BARTHE. — De la médication ferrugineuse hypodermique. (Thèse de Paris, 1885.)

BEHRING et KITASATO. — Deutsch. méd. Woch., 1890.

BERNARD (Claude). — Leçons sur les phénomènes de la vie communs aux animaux et aux végétaux.

— Physiologie expérimentale.

— Des liquides de l'organisme.

BERMOND. — De l'action thérapeutique du sang dans la phtisie pulmonaire. (Journal de Thérap., 10 oct. 1881, n° 19.)

BERTRAND. — Annales de chimie et de physique, 7e série, t. XII, 1897.

— La laque et la laccase. (Archiv. de Physiol., 1896, p. 23.)

BEZANÇON et LABBÉ (M.). — Archives de méd. expér., mars-mai 1898.

— Traité d'hématologie, 1904.

BIEL. — Physiologische-chemische Bemerkungen zur Thierblut-transfusion. (St-Petersb. med. Zeitschr., Ve vol. de la nouv. série, 1875.)

BIZZOZERO et GOLGI. — Della trasfusione del sangue nel peritone. (L'Osservatore, 4 nov. 1879, p. 689.)

BLUNDELL. — Researches phys. and path. on transfusion of blood. London, 1824.

— Transfusion. (In the Principles and Patrice of Obstetric medicine, p. 209.)

BODIN (E.). — Les conditions de l'infection microbienne et l'immunité. (Coll. Léauté.)

BORDET. — Annales de l'Institut Pasteur, juin 1895, avril 1896, mars 1899.

Bouchard. — Leçons sur les auto-intoxications. Paris, 1887.

Bourguelot. — Sur l'emploi du gaïacol comme réactif des ferments oxydants. (Soc. de Biologie, 7 nov. 1896.)

— Remarques sur les matières oxydantes que l'on peut rencontrer chez les êtres vivants. (Journ. de Pharm. et de Chimie, 6° série, t. V, 1897.)

— Congrès international de Moscou, 1897. (Journ. de Pharm. et de Chim., 6° série, t. VI, 1897.)

Bouveret. — Injections intra-veineuses dans le traitement du choléra. (Lyon Médical, nov. 1884.)

Brandeburg. — La réaction des leucocytes avec la teinture de gaïac. (Münchener medicinische Woch., n° 3, 1900, p. 183.)

Breznia. — Siège de la formation des anticorps. (Wiener Klin. Woschensch., n° 33, 17 août 1905.)

Brown-Séquard et d'Arsonval. — Communic. à l'Acad. de méd., à l'Acad. des Sciences, et à la Soc. de Biologie de 1889 à 1893, sur l'opothérapie.

Buchner. — Münchner med. Woch., 1893, p. 480.

Camus (L.). — L'influence de la chaleur sur l'oxydation de la bile. (Soc. de Biologie, 3 avril 1897.)

Carnot (P.). — Sur un ferment de la salive et de quelques autres sécrétions. (Soc. de Biologie, 1896, p. 552.)

Carrière. — Sur la présence d'oxydases indirectes dans les liquides normaux et pathologiques de l'homme. (Soc. de Biologie, 24 juin 1898.)

Casse. — De la transfusion du sang. (Mém. de l'Acad. de Méd. de Belgique, 1874.)

— De la valeur des injections de sang dans le tissu cellulaire sous-cutané. (Bullet. de l'Acad. de Méd. de Belgique, juillet 1879.)

Chantemesse. — Le globule blanc. (Presse Médicale, 7 décembre 1898.)

Charrin (A.). — Poisons de l'organisme.

Christoforis (de). — Transfusione del sangue. (Ann. univ. di med. e chir., vol. 233 et 234, 1875.)

Claisse (P.). — Opothérapie. (Coll. des Actualités Médicales.)

COURMONT. — Traité d'hygiène. (Coll. Testut.)

DESCHIENS. — Sur l'utilisation de l'hémoglobine en thérapeutique. (Bull. de Thér., 1885, t. CXIV.)

DEWITZ. — Sur l'action des oxydases dans la métamorphose des insectes. (Soc. de Biologie, 18 janv. 1901.)

DOYON et MORAT. — Traité de physiologie.

DUCLAUX. — Traité de microbiologie. Diastases. Toxines. Venins. Paris, 1901.

DUJARDIN-BEAUMETZ. — Leçons de clinique thérapeutique.
  T. I. — Aliments complexes. Du gavage de l'estomac.
  T. II. — Traitement hygiénique de la phtisie.
  T. III. — Sang en thérapeutique. Traitement des anémies.

DUMAREST, BAYLE et BACPOUIN. — Essai sur l'application thérapeutique de l'hémoplase chez les tuberculeux. (Marseille Médical, janv. 1907, n° 2.)

EHRLICH. — Klinisches Jahrbuch, 1897, t. VI.

— Proceeding of the Royal Society, 1900, n° 482, p. 424.

— Pathologie and therapie, 1901, t. VIII.

— XIIIe Congrès intern. de méd., Paris, 1900, sect. d'anat. pathologique.

ELOY (Ch.). — La méthode de Brown-Séquard, Paris, 1893.

ENRIQUEZ (E.), et J.-A. SICARD. — Les oxydations de l'organisme, 1902. (Actualités médicales.)

GAUTIER (A.). — Traité de chimie biologique, 1900.

— La chimie de la cellule vivante, 1895. (Coll. Léauté.)

— Les toxines microbiennes et animales, Paris, 1896.

GESSARD. — Etude sur la tyrosinase. (Annales de l'Institut Pasteur, n° 8, août 1901.)

GIARD. — Sur l'existence chez certains animaux d'un ferment bleuissant la teinture alcoolique de gaïacol. (Soc. de Biologie, 16 mai 1896.)

GILBERT et CARNOT. — L'Opothérapie, Paris, 1898.

— Semaine Médicale, 19 mai 1897.

— Société Biologique, 8 mai 1898.

GUERBER. — De l'emploi de la poudre de sang de bœuf dans l'alimentation forcée. (Bull. de Thérapeut., I, CIV, 1883.)

HAYEM. — De la transfusion péritonéale. (Acad. de Médecine, 1883.)

— Traitement du choléra, Paris, 1885.

— Du sang et de ses altérations anatomiques, Paris, 1889.

— Leçons de thérapeutique, 1890.

— Leçons sur les modifications du sang.

— Société Biologique, 10 mars et 14 avril 1894.

— Presse Médicale, 11 déc. 1897.

HUGOUNENQ et PAVIOT. — Sur les propriétés oxydantes, peut-être dues à des actions diastasiques de quelques tumeurs malignes. (Société de Biologie, 3 avril 1896.)

HUXLEY. — The scientific aspects of Positivism.

ISOTOMIN et WELIKIG. — Canules animales pour la transfusion du sang. (St-Pétersbourg méd. Woch., n° 1, 1877.)

JACCOUD. — Dictionnaire de médecine et de chirurgie pratique.
    T. 32. — Sang (art. Danlos).
    T. 36. — Transfusion (art. Oré).

JAQUET. — Société de Biologie, 1892, p. 55.

LANDOIS. — Die Transfusion der Blutes. Leipzig, 1875.

— Windigung der Thierbluttransfusion bei Menschen. (Centralbl., 1875, n° 1.)

— Die anæmit, Wien, 1891.

LANDOUZY. — Les sérothérapies, Paris, 1898.

LANGLOIS. — Action des agents oxydants sur l'extrait de capsules surrénales. (Société de Biologie, 1897.)

LAUMONIER. — Soc. de Thérap. de Paris, 10 janv. 1906. Communication sur l'hémoplase.

LE DANTEC (F.). — La matière vivante. (Coll. Léauté.)

— Traité de Biologie.

LÉPINE. — Société de Biologie, 1891, p. 724.

— Semaine Médicale, 1896, p. 57.

LÉPINOIS. — Ferments oxydants indirects de la glande thyroïde. (Soc. de Biologie, 24 déc. 1898.)

— Sur les ferments solubles décomposant l'eau oxygénée. (Soc. de Biologie, 20 mai 1899.)

— Sur l'existence dans l'organisme animal de plusieurs matières albuminoïdes décomposant l'eau oxygénée. (Soc. de Biologie, 1899.)

— Préparations organothérapiques.

Linossier. — Contribution à l'étude de l'action des ferments oxydants sur la peroxydase du pus. (Soc. de Biologie, 26 mars 1898.)

Loew (Oscar). — L'Energie chimique primaire de la matière vivante (en collaboration avec Pozzi-Escot), 1904.

Lower. — The success of the experiment of transfusion the blood of one animal into another. (Philos. Transact., vol. I, n° 19, 1866.)

Lumière (A. et L.). — Communication sur la plasmothérapie et l'hémoplase. (Académie des Sciences, 10 juillet 1905.)

— Société de Thérapeutique, 13 déc. 1905.

— Société de Thérapeutique, 15 fév. 1906.

King. — Philos. Transact., vol. I, n° 25, 1867.

Manfredi. — De nova et inaudova operatione sanguinem transfudente de individuo in individuam. Roma, 1668.

Manquat. — Traité de thérapeutique, t. I.

Metchnikoff. — Leçons sur l'inflammation, Paris, 1892.

— XIII° Congrès internat. de médecine, 1900.

— L'Immunité, Paris, 1902.

Nikolski. — De l'influence exercée par la transfusion du sang dans la cavité péritonéale, sur le nombre des corpuscules sanguins, et sur la quantité d'hémoglobine contenue dans le sang en circulation. (Wratsch., 1880, n° 4, Centralbl. f. Chir., n° 19, 1880.)

Obolinski. — Recherches expérimentales sur la transfusion péritonéale. (Przeglad jekarki, 1880, n°ˢ 9 et 10.— Centralbl. f. Chir., n° 19, 1880.)

Oré. — Etudes phys. et critiques sur la transfusion du sang, Paris, 1876.

— Article « Transfusion », du Dictionnaire Jaccoud.

Constantin (Paul). — Société thérapeutique, 1882, p. 58.

— Académie de méd., 1892, t. XXVII.

Ponfick. — Experim. Beitrāge zur Lehre von der Transfusion. (Arch. (oder Path., Anat. und Phys., t. LXII, p. 273.

Pozzi-Escot (E.). — Action réciproque des oxydases et des hydrogénases. (C. R. de l'Acad. des Sciences, Paris, t. CXXXIV, p. 66.)

— Propriétés catalytiques et hydrogénases. (C. R. de l'Acad. des Sciences, t. CXXXIV, p. 81.)

— Sur les hydrogénases et les propriétés catalytiques de la fibrine. (Bull. de la Société Chimique de Paris, t. XXVII, p. 293, 3e série.)

— Sur un élément diastasique nouveau de l'urine. (Annales de Chimie analytique, 1902.)

— Sur l'existence simultanée dans les cellules vivantes de diastases à la fois réductives et oxydantes. (C. R. de l'Acad. des Sciences, t. CXXXVIII, p. 511.)

— Les Oxydases et les Réductases, 1902.

— Nature des diastases, 1903.

— Les diastases et leurs applications, 1900.

— Phénomènes de réduction dans les organismes, 1906.

— Les sérums immunisants, 1906.

— Les toxines et les venins et leurs anti-corps, 1906.

Rey-Pailhade (de). — Pouvoir réducteur des tissus. (Société de Biologie, 3 avril 1897 et 26 mars 1898.)

— Sur l'oxydation des tissus. (Bulletin de la Soc. d'Hist. natur. de Toulouse, n° 108, 3 juin 1897).

— Oxydations et réductions organiques. (Bulletin de la Soc. d'Hist. natur. de Toulouse, 7 juillet 1897.)

— Nouvelles recherches sur le philothion; son rôle physiologique dans les oxydations intra-organiques. (Congrès des Sciences savantes, juin 1892.)

— Pouvoir réducteur des tissus desséchés. (Soc. de Biologie, déc. 1898.)

Richet (Ch.) et Héricourt. — Académie des Sciences, 5 novembre 1898, 28 novembre 1899.

— Congrès international de méd., Paris, 1900. (Sections de thér., de path. expér.)

Roussel. — La transfusion. (Arch. gén. de méd., 1876.)

— De la transfusion directe du sang. (Progrès médical, 1883.)

Roux. — Annales de l'Institut Pasteur, 1894, t. VIII, p. 724.

— Sur les sérums antitoxiques. (Congrès de Budapest, 1894.)

Roux et Versin. — Mémoire sur la diphtérie. (Annales de l'Inst. Pasteur, 1888-89.)

Salkowski. — Centralblatt für med. Wissensch., 1892, t. XXX.

Schmiedeberg. — Archiv. f. exp. Pathol. und Pharm., 1876, t. VI et 1881, t. XIV.

Schönbein. — Journal f. prakt. Chemie, 1868, t. CV.

Sée (G.). — Du sang et des anémies, Paris, 1867.

Wassermann. — Berlin. klin. Woch., 1898, n° 1.

Wassermann et Takaki. — Berlin. klin. Woch., fév. 1898.

Worm-Muller. — Transfusion and Plethora, ein physiologiche studie Christiania, 1875.

www.ingramcontent.com/pod-product-compliance
Ingram Content Group UK Ltd.
Pitfield, Milton Keynes, MK11 3LW, UK
UKHW022301070726
13614UKWH00002B/502